혈액형체질 한의학

한의학의 과학적 혁명
혈액형체질 한의학

朴企秀 지음

새로운사람들

새로운사람들은 항상 새롭습니다.
독자의 가슴으로 생각하고 독자보다 한 발 먼저 준비합니다.
첫만남의 가슴 떨림으로 한 권 한 권 만들어 나가겠습니다.

혈액형체질 한의학

초판1쇄 인쇄 2008년 6월 5일
초판1쇄 발행 2008년 6월 10일

지은이 朴소秀
펴낸이 이재욱
펴낸곳 (주)새로운사람들

편집실장 김승주 / 정달운
디자인 이세은
마케팅·관리 김종림

ⓒ 朴소秀, 2008

등록일 1994년 10월 27일
등록번호 제2-1825호
주소 서울 동대문구 신설동
     104-22번지 2층 (우 130-812)
전화 02) 2237-3301, 2237-3316
팩스 02) 2237-3389
http://www.ssbooks.co.kr
e-mail/ssbooks@chol.com

ISBN 978-89-8120-365-8(03510)

* 책값은 뒤표지에 씌어 있습니다.

머리말

• 세상을 살다 보면 다음의 말들이 눈에 확 들어올 때가 있다.
"세상의 본질은 육안으로는 안 보여. 심안이라야 보여."
-『어린왕자』
"시공을 관통하여 하나의 보물이 있는 바, 그것은 바로 우리들 몸 속에 있다." -『벽암록』
"사람마다 본래 면목인 일대광명, 즉 불성佛性을 지니고 있지만, 의식적으로 보려 하면 캄캄하게 아무것도 안 보인다."-『벽암록』

• 학문은 도道다. 이 시대 최고급 학문인 한의학을 하면서, 한의학적 진리[道]로써 임상실전 진검승부를 하는 동안 득도 좀 하였는지? 자유 좀 얻었는지? 그리고 한의학, 목숨 걸고 할 만한지? 다시 태어나도 할 만한지?

• 심안으로 생명의 본질과 의학의 갈 길을 보면 다음의 말이 어떻게 새겨질까?
"큰 병이자 난치병인 암을 치료하는 방법과 몸살감기나 아토피·당뇨병·조울증·발달장애·관절염·백혈병·중풍·자율신경실조증·공황장애·빙의·불면증·만성소화장애 등을 치료하는 방법은 궁극적으로 같다. 즉 병명에 관계없이 통치방通治方이 존재한다."

• 인생 사십을 넘어서면 내 안의 하느님·내 안의 부처님·내 안의 천하명의 허준 선생(자연치유력·면역력·생명력)의 존재에 대해서 불혹不惑하게 되고, 옛것을 따끈따끈하게 품어서 새것을 까기도 한다(온고이지신溫故而知新).

나는 봤다. 인생 사십을 넘어서면서 내 안의 하느님·부처님·허준 선생뿐만 아니라 삼천년 한의학의 매력과 허점을 나는 봤다. 그래서 전통 한의학을 따끈따끈하게 품어서 『혈액형체질 한의학』을 깠다(어미닭이 알을 품어서 병아리를 까듯이). 까고 나니까 유쾌·상쾌·통쾌하고 자유로우며 팔아서 돈도 벌고 싶다. 왜냐하면 내 안의 명의 허준 선생의 숨통을 틔우고 신명을 살려 내 몸 안에서 마음껏 생동케 함으로써 병명을 가리지 않고 '온몸'을 치유케 하는 비밀을 터득했기 때문이다(어느 날 갑자기 하늘에서 툭 떨어진 정보가 아니라, 긴 세월 나의 땀과 눈물과 피를 투자한 결과 터득한 정보이다).

우리가 태어날 때부터 하늘이 누구에게나 숨겨 준 천하명의 허준 선생의 숨통을 틔우고 신명을 살려 주면, 허준 선생은 우리의 몸 구석구석을 돌며 오만가지 병들을 치유해 주고 위로해 준다. 우리 안에 숨어 있는 천하명의 허준 선생을 잘 활용하면 한의학뿐만 아니라 의학 전체의 희망이 열리는 셈이다(우리 안의 허준 선생을 인정하지 않고 의학이라는 이름으로, 인간의 지혜만으로 모든 병을 정복하려는 그 안목이 이 시대의 불행이고 재앙이며 바벨탑이다).

• 세상엔 질병의 가짓수가 참으로 많다. 그런데 오만가지 질병의 근본 원인은 거의 대부분 인체의 엔진인 '6장 6부의 음양부조화'이다.

이 책『혈액형체질 한의학』의 3박자 치료법(한약 · 침도 · 식이요법)은, 인체의 엔진인 6장 6부의 음양조화를 목표로 하고 나아가 우리 몸 속에 깃들어 있는 허준 선생이 신명나게 활약할 수 있게끔 물꼬를 터주는 것을 궁극적인 목표로 하기 때문에 통치방通治方 세 가지 처방(한약 · 침도 · 식이요법)으로 오만가지 병명을 가리지 않고 탁효를 낸다(오만가지 병을 다스릴 수 있는 통치방의 원리는, 이 책을 교재로 해서 8시간의 강의 해설을 들으면 통달할 수 있다. 끝이 보이지 않던 한의학 공부에 마침표를 찍을 수 있다. 그리고 한의학 절대고수가 될 수 있다).

•『혈액형체질 한의학』을 배워서 갖가지 큰 병과 난치병에 대해서 다른 치료법들과 '치료효율검증시합'을 해보시라. 해보면 안다. 어떤 치료법이 더 탁월한가를(이 책의 통치방 적중도는 70% 이상이다).

물론 명줄이 다 된 환자를 대상으로 시합을 벌이라는 뜻은 아니다. 그러나 명줄이 다 된 환자일지라도『혈액형체질 한의학』의 3박자 치료법을 적용하면 운명을 하더라도 한결 덜 고통스럽게 운명한다.

• 그리고 갖가지 큰 병과 난치병을 잘 다스리려면 명심할 것이 있다.

의학은 농사다. 우리의 몸과 마음과 영혼을 어떻게 농사지을 것인가, 이것이 의학이다.

그런데 농사를 짓자면 농사기술뿐만 아니라 세월의 힘이 필요하다. 우리에게 깃든 큰 병과 난치병의 농사도 기본적으로 세월이 필요하다. 농사기술이 제아무리 탁월하더라도 오늘 씨 뿌려서 내일 결실을 거둘 수는 없지 아니한가.(벼농사 짓는 데 필요한 세월을 기본적으로 투자할 것!) 난치병에 걸린 사람이나 그 난치병을 치유해 주려는 사람이나 다 조급증을 내지 말고, 농사짓는 원리에 맞추어 『혈액형체질 한의학』의 3박자 치료법으로 난치병을 농사지으면, 탁월하고 근본적인 효과를 볼 수 있다.

그러면 큰 병과 난치병 농사를 잘 지으려면 세월이 구체적으로 얼마나 걸릴까?

중요한 일을 할 땐 백일치성을 드린다고 한다. 첫째, 백일치성 드리듯이 백일의 세월을 투자하라. 옛말에 밥이 하늘이라고 했다.

밥이 되는 쌀, 그 농사를 짓자면 최소한 봄·여름·가을의 세월이 필요하다. 둘째, 밥이 되는 쌀농사를 짓는 세월을 투자하라.

또한 열 달이면 엄마 뱃속에서 새로운 생명이 나올 수 있는 기간이다. 셋째, 열 달을 투자하라. 제아무리 큰 병이고 난치병일지라도 그 사람에게 맞는 치료법이 적용되었다면 열 달의 정성을 기울였을 때 완치 내지 호전된다(열 달 뒤의 계획은 열 달 뒤 그때 가서 다시 짜면 된다).

• 그런데 정성을 기울인답시고 무작정 백일을 기다리고, 봄·여름·가을이 가기를 기다리고, 열 달을 기다리면 안 된다.

환자에게 어떤 치료법을 적용했을 때, 그 치료법이 그 환자에게 맞는지 안 맞는지는 하루에서 보름 또는 한 달이면 판가름난다.

사람 몸은 물질대사가 일어나는 장場이므로 콩 심은 데 콩 나고 팥 심은 데 팥 나지, 콩 심은 데 팥 나지는 않는다. 즉 사람 몸은 어떤 치료법을 적용했을 때 좋은지 나쁜지를 거짓말 하지 않고 반응을 나타낸다. 그러므로 어떤 치료법을 적용했을 때 몸에서 나타내는 반응을 그대로 관찰해서 대응을 해야 한다.

하루에서 보름 또는 한 달 동안 시술했을 때 환자의 몸이 좋아지면 그대로 밀고 나가 백일·쌀농사 세월·열 달의 세월을 채우면 된다(열 달 뒤의 계획은 열 달 뒤에 세울 것).

그러나 하루에서 보름 또는 한 달 동안 시술했을 때 환자의 몸이 더 나빠지면 즉시 치료법을 바꾸어야 한다. 그러지 않고 그 치료법을 계속 고집하다간 돈 날리고 고생 죽도록 하고 결국엔 진짜 더 빨리 죽고 만다. 예를 들어 서양의학에서 암 수술 후 항암요법 과정에서 고통스럽고 끔찍스러운 부작용, 즉 극심한 구토·식욕부진·식욕항진·부종·불면·탈모·조울증·설사·변비·비만·불임 등을 초래하는데, '암세포 박멸'이라는 미명하에 그 똑똑하디 똑똑한 의사들과 환자들이 제 지혜만 믿고 정말 무식하게 시술하고 시술받는다. 그렇게 하면 암세포는 박멸될지 몰라도 그 항암제의 부작용

때문에 더 빨리 더 고통스럽게 죽는 경우가 많다. 그리고 항암제의 부작용 중 대표적인 부작용은 또 다른 암을 발생시키거나 전이시키는 부작용이다.

항암제의 무서운 부작용이 초래되는 이유는 뭘까?

세상의 근본이자 의학의 근본인 '음양조화의 원리'를 조금도 생각하지 않고 항암제를 투여하기 때문이다. 만약 음양조화를 이루는 항암제가 투여된다면 탁월한 효과를 볼 수 있을 것이다. 그런데 서양의학에 경도된 의사들은 자연의 섭리와 생명의 근본 원리를 생각하는 심안心眼이 고장 나서 그런지 '음양조화'라는 것을 영 무시해 버리는 실정이다. 음양조화란 것이 알고 보면 쉽고 간단한 물건인데. 짚신도 짝이 있듯이 항암제도 짝이 있다는 사실, 그것이 음양조화인데…….

항암제 이야기가 나온 이참에 최고의 항암제를 마저 얘기하자. 자연산 또는 유기농 약초나 농산물을 혈액형에 맞추어 배부르지 않게 섭취하고 식사 후 한두 시간 지나서 물이나 과일을 혈액형에 맞추어 섭취하는 것이 최고의 항암제다. 거기에다 혈액형에 맞추어 침까지 시술받으면 금상첨화다(최고급 에너지가 흐르는 경락을 다스리는 치료법인 침 치료는 최고급 치료다).

- 암에 걸렸을 때 암 덩어리를 간단한 수술로 적출할 수 있다면 그것도 좋은 치료법이다. 왜냐하면 암 덩어리는 기혈氣血순환을 가로막는 큰 장애물이기 때문에 큰 무리 없이 적출할 수 있는 암 덩어리라면 재빨리 수술하는 것도 필요하다(물론 수술보다 더 좋은 치

료법으로 체내에서 자가 융해시켜 버리면 더 좋다).

　나는 간절히 바란다. 암 덩어리를 멋있고 드라마틱하게 잘 적출해 낸 의사들께서 부작용이 극심한 항암제를 음양조화 원리도 무시한 채 투여할 것이 아니라, 체질에 맞추어 식이요법을 처방할 것을 나는 간절히 희망한다. 암 수술 후 항암제 투여 치료법 대신에 암 수술 후 혈액형체질 식이요법이 훨씬 치료효과가 좋다. 시합을 해 보라. 해보면 안다. 세상에 해보지 않고도 아는 자와 일일이 다 해 보고서야 겨우 아는 자가 있다. 일일이 다 실험·비교 관찰할 시간 여유가 없다면 눈 딱 감고(심안은 열고 육안은 딱 감고) 한 시간만 '추론' 해 보라. 최고의 학문하는 방법과 도통하는 방법과 시험 잘 치는 방법은 바로 '추론'이다. 추론해 보고도 헷갈리면 스스로 암에 걸려 수술받고 나에게 오라. 때늦기 전에 오라.

　• 남들이 제아무리 좋은 치료법이라고 힘주어 선전하더라도 자기에겐 좋지 못한(부작용이 나는) 치료법일 수도 있다. 괴로운 병에 걸려 자기에게 딱 맞는 치료법을 만난다면 그것은 전생이나 현생의 복덕 내지 행운이다.
　이 책『혈액형체질 한의학』은 혈액형만 정확히 알면 누구나 그 행운을 누릴 수 있도록 목표를 세웠다. 아울러 이 책의 주제는 다음과 같다.
　"내 안의 하느님 · 내 안의 부처님 · 내 안의 천하명의 허준 선생(자연치유력 · 면역력 · 생명력)을 일깨워, 뜻이 있는 자 누구나 '한의학 절대고수' 되기!"

• 하느님은 어디에?

인간들이 하느님을 찾아 서로 자기편을 만들려고 설치는 꼬락서니가 너무도 싫어서 하느님이 작정했었다. 꽁꽁 숨어 버리기로. 인간들이 못 찾을 곳을 찾다가 찾다가 옳다 여기구나 하고 숨어 들어간 곳이 험하디 험한 히말라야 산 꼭대기였다. 그런데 딱 하루가 지난 뒤 찾겨 버렸다. 곧 다시 분발한 하느님, 숨을 곳이 험한 산밖에 없는가 하면서 이번엔 깊고 깊은 저 태평양 바닷속으로 잠수해서 해저 동굴 속에 꼭꼭 숨어 버렸다. 그런데 역시 그 다음날 인간들이 잠수함을 타고 와서 건져 올려 버렸다.

아무리 노심초사해도 하느님 머리로는 인간들에게 들키지 않을 아지트를 찾지 못해 헤매다가 소문난 도사인 붓다를 찾아가서 비밀 아지트를 하나 점지해 주십사 하고 예를 갖춰 부탁했다.

붓다 가라사대, "하느님, 아무 염려 마시고 인간의 마음속에 숨으세요. 인간들이 찾지 못할 아지트는 거기밖에 없어요."

그 후부터 붓다는 줄기차게 '일체유심조一切唯心造'를 설파했고 그 심오한 뜻을 밝히고자 수많은 출가승들이 면벽좌선 했으며 수많은 불교대학에서 박사 논문들이 쏟아져 나오고 있지만 현재까지 하느님을 제대로 찾지 못하고 있는 인간세人間世다.

여러분, 하느님이 어디 인간들 마음속에만 숨어 있습니까?

…… "깔깔깔(아이들 웃음소리)" ……

『장자』에서 읽은 내용인데, 조물주가 우주천지만물을 딱 만들고 보니까 그 우주천지만물이 참으로 물건이었고 보물이었다. 이 보물을 보면 볼수록 예뻤다. 그래서 혼자 갖고 놀려고 이 보물을 숨길 만한 곳을 찾아 온 동네를 다 뒤졌지만 숨길 만한 데가 없어 고민고민 하다가 백일기도를 드렸다. 딱 백 일째 되는 날 문득 깨달았다.

"옳다. 우주를 우주에 숨기자."

천하명의 허준 선생도 이 땅의 조선시대에 태어나기 전 까마득히 옛날부터 자신을 우주 속에 숨겼는 바, 그 우주가 바로 우리들의 몸이다. 그래서 내 안의 천하명의 허준 선생이 된 거다. 이것은 내가 지어낸 픽션이 아니라 엄연한 역사적 사실이다. 알 만한 사람은 다 아는 진실이다. 의학 박사들은 잘 모를려고 하지만, 잡초같이 사는 인생들은 잘 아는 정보 중의 정보다.

• 의학은 과학, 그것도 최첨단 과학이라는 이름으로 휘황찬란하게 발달 아닌 발달을 했건만 그 있어 보이는 최첨단 의학으로 풀지 못한 큰 병과 난치병은 점점 늘어가는 현실!

암과 같은 큰 병에 대해서 너무나 거창하고 어렵게만 접근하는 현대의학! 이 시대의 비극이다.

나는 이 의학적 비극 시대에 '한의학 혁명'을 통하여 암과 같은 큰 병에 대해서 좀 여유롭고 쉽게 접근할 것을 제안한다.

그리고 나는 구한다. 아래의 사업을 함께할 동지와 스폰서를!

첫째, 백년산삼효험 · 혈액형체질한의원 '숨길' (난치병치유 중심)

둘째, 백년산삼효험 · 혈액형체질 건강미인예술원 '숨길'

> (피부・비만관리 중심)
> 셋째, 백년산삼효험・혈액형체질건강약선당藥膳堂 '숨길'
> (건강음식점)
> 넷째, 백년산삼효험・혈액형체질자연요법휴양원 '숨길'
> 다섯째, 백년산삼효험・혈액형체질건강대안학교 '숨길'
> 여섯째, 백년산삼효험・혈액형체질 건강・공부능률 향상 기숙학원 '숨길'
> 일곱째, 집집마다 천하명의・혈액형체질한의학교실 '숨길'

• 이 책의 정수를 잡으려면 인문학적 순발력과 추론이 필요하다. 과학적 의학만의 시대는 갔다. 이젠 인문학적 의학도 필요한 시대다. 의학이라는 수레를 굴리는 두 발통 중 하나가 바로 인문학적 의학 패러다임이다. (인문학적 의학 패러다임의 정수는, 내 안의 하느님과 내 안의 붓다를 인정하듯이 내 안의 천하명의 허준 선생을 용인하는 바로 그 '열린 마음'이다. 열린 마음으로 의학을 하면 그 의학은 시가 되고 유머가 되고 그림이 된다. 의학의 본색은 원래 그런 것이다. 왜냐하면 의학은 생명을 직접 다루는 학문인데, 생명이라는 것이 애초부터 그림이자 유머이고 나아가 한 편의 노래가 되고 시가 되기 때문이다. 그렇지 아니한가? 생명의 조상인 아담과 이브가 에덴동산에서 발가벗고 노닐다가 애를 낳아 기르는 모습이 한 편의 그림이고 시이지 않은가? 우리 몸 바깥의 모습이나 우리 몸 속의 모습이나 그 궁극은 매한가지인지라, 우리 몸 속의 '숨겨진 질서'를 추론하자면, 그것은 딱딱하고 뾰족한 최

첨단의 과학이론만 판치는 질서가 아니라 여운과 여백의 시와 그림이 함께 있는 질서라는 말이다. 정리를 하자면, 의학이랍시고 너무 어렵고 거창하게만 할 것이 아니라 좀 인간미 넘치게 해보자는 뜻이다.)

과학적 의학과 인문학적 의학의 조화, 이것이 음양조화의 의학이다.

• 그리 많은 임상경험은 아니지만 나는 '말기암'과 '재발암'에 대한 치료의 실패 경험(일당백―當百의 실패 경험)을 밑천으로 이 책을 썼다. 현행 의료법상 나 같은 돌팔이에게 오는 암환자들은 모두 말기암과 재발암 선고를 받고서 갈 곳이 없어 영혼까지 피폐해진 사람들이다. 나는 그들을, 그 당시의 내 지식과 지혜와 정성을 다해 챙겼다. 그러나 그들은 갔다. 큰 고통 없이 다들 하늘나라로 갔다. 그중엔 열네 살 중학생의 백혈병도 있었고 열여덟 고등학생의 뇌암도 있었고 서른 몇 살 노처녀의 위암도 있었다. 다들 나에게 고맙다고 했다. 목숨이 갔는데 고맙다고 했다. 나 혼자 몰래 많이 울었다. 그리고 스스로 약속했다. 말기암이든 재발암이든 반타작은 할 수 있는 치료법을 개발하자고 나 자신에게 약속했다. 그 치료법이 바로 이 책이다. (나에게 임상성공 데이터를 요구하지 말라. 나는 최첨단 고난도의 임상실패 경험뿐인 돌팔이고 그 실패 속에서 원리만 깨우친 도사일 따름이다.) 지혜로운 자는 남의 실패를 자신의 자산으로 삼는다. 독습을 하든 전수를 받든 이 책을 마스터한다면, '한의학의 꼬신내'와 '한의학을 통한 자유와 행복'을 누릴 수

있을 것이다. 나는 목을 내놓고 썼다. 틀리면 빠져 나갈 수 없는 객관적 기준인 혈액형에 맞춰서 내 안의 천하명의 허준 선생의 숨통을 틔우려고! 그래서 암・백혈병・당뇨병・간질・자폐증・아토피・공황장애・근무력증・중풍 등의 큰 병에 진검승부를 펼쳐 백년산삼효험을 창출하려고! 이 책의 처방(한약・침도・식이요법)을 충실히 실천하면 죽을 사람도 절반 이상은 살 수 있다. 어쩌면 백년산삼효험이 아니라 천년산삼효험일 수도 있다. 하늘이 내 몸에 숨겨 준 허준 선생이 無爲而無不爲(무위이무불위: 생명의 근본 질서와 시스템을 집적거리지 않고 자연스럽게 다 치유한다는 뜻)의 솜씨로 내 몸을 돌보게끔 숨통을 틔워 주면, 그것은 의술醫術이 아니라 의도醫道이다.

생명의 필수 요소인 공기와 생수를, 하늘이 원래 공짜로 우리에게 주었듯이, 천하명의 허준 선생을 하늘이 우리에게 공짜로 입력해 두었다. 이것이 바로 천기天機 중의 천기이다. 인간들이 머리 싸매고 하는 학문이란 결국, 이 천기를 밑천삼아 '널리 인간세를 이롭게 하는 것'(弘益人間: 홍익인간)을 연구해야 한다.

• 하늘이 우리에게 준 '내 밖의 공기와 생수' 그리고 '내 안의 천하명의 허준 선생'의 진가는 무엇일까? 그것은 用之不竭(용지불갈), 取之無禁(취지무금)의 '無盡藏(무진장)한 생명보물'이다. 심안의 학문인 한의학, 그 정곡은 결국 '내 안의 천하명의 허준 선생 살리기'이지 않은가? 그것을 나는 '한의학의 꼬신내'라고 한다.

꼬신내 나는 한의학・영혼・숨길・여백・득도! 그 꼬신내를 맡고 '약사여래불'과 '치유의 성령'이 그대에게 깃드는 역사가 일어난다. 해보면 안다.

'영혼 숨길 여백이 있는 한의학의 그림' 한 점 읽었다는 느낌 드시기를 빌면서……

2008년 5월
경북 상주의 한국 혈액형체질한의학연구소에서
朴企秀

차 례

머리말 · 5

제1부 왜 혈액형체질 한의학인가? · 25

백년 산삼 본색 · 26
아인슈타인의 복음 · 28
육안肉眼과 심안心眼 · 30
왜 한의학인가? · 32
왜 혈액형체질인가? · 34
혈액형의 진가: 의학의 최고 객관적 기준 · 36
혈액형체질 본색 · 38
宇宙本色(우주본색) · 39
세상의 뿌리: 이브와 아담 · 41
모든 생명장生命場의 속성 · 43
생명의 시종始終: 호흡 · 45
호흡 · 영혼 · 경락 · 47
農者天下之大本論(농자천하지대본론) · 49
최고의 진단법 · 51

제2부 臟腑論(장부론) · 53

臟腑論(장부론) · 54

Ⅰ. 臟(장) · 54
  1. 心(심) · 54
  2. 心包(심포) · 56
  3. 肺(폐) · 57
  4. 脾(비) · 59
  5. 肝(간) · 61
  6. 腎(신) · 64

Ⅱ. 腑(부) · 66
  1. 小腸(소장) · 66
  2. 大腸(대장) · 67
  3. 胃(위) · 68
  4. 膽(담) · 68
  5. 膀胱(방광) · 69
  6. 三焦(삼초) · 70

제3부 경락도 · 73

原穴, 五腧穴 등 重要穴의 位置圖(원혈 오수혈 등 중요혈의 위치도) · 74
手太陰肺經의 主要穴 位置圖(수태음폐경의 주요혈 위치도) · 74
手陽明大腸經의 主要穴 位置圖(수양명대장경의 주요혈 위치도) · 75
足陽明胃經의 主要穴 位置圖(족양명위경의 주요혈 위치도) · 76
足太陰脾經의 主要穴 位置圖(족태음비경의 주요혈 위치도) · 77
手少陰心經의 主要穴 位置圖(수소음심경의 주요혈 위치도) · 78
手太陽小腸經의 主要穴 位置圖(수태양소장경의 주요혈 위치도) · 79

足太陽膀胱經의 主要穴 位置圖(족태양방광경의 주요혈 위치도) · 80
足少陰腎經의 主要穴 位置圖(족소음신경의 주요혈 위치도) · 81
手厥陰心包經의 主要穴 位置圖(수궐음심포경의 주요혈 위치도) · 82
手少陽三焦經의 主要穴 位置圖(수소양삼초경의 주요혈 위치도) · 83
足少陽膽經의 主要穴 位置圖(족소양담경의 주요혈 위치도) · 84
足厥陰肝經의 主要穴 位置圖(족궐음간경의 주요혈 위치도) · 85
督脈의 主要穴 位置圖(독맥의 주요혈 위치도) · 86
任脈의 主要穴 位置圖(임맥의 주요혈 위치도) · 87
頭部側面經穴圖(두부측면경혈도) · 88
頭部前面經穴圖(두부전면경혈도) · 89
頭部後面經穴圖(두부후면경혈도) · 90
體幹後面經穴圖(체간후면경혈도) · 91
體幹側面經穴圖(체간측면경혈도) · 92
體幹前面經穴圖(체간전면경혈도) · 93
腕前面經穴圖(완전면경혈도) · 94
腕後面經穴圖(완후면경혈도) · 95
腿前面經穴圖(퇴전면경혈도) · 96
腿後面經穴圖(퇴후면경혈도) · 97

제4부 經絡病症(경락병증) · 99

1. 手太陰肺經 病症(수태음폐경 병증) · 100
2. 手陽明大腸經 病症(수양명대장경 병증) · 100
3. 足陽明胃經 病症(족양명위경 병증) · 101
4. 足太陰脾經 病症(족태음비경 병증) · 101
5. 手少陰心經 病症(수소음심경 병증) · 102

6. 手太陽小腸經 病症(수태양소장경 병증) · 102
  7. 足太陽膀胱經 病症(족태양방광경 병증) · 103
  8. 足少陰腎經 病症(족소음신경 병증) · 103
  9. 手厥陰心包經 病症(수궐음심포경 병증) · 104
  10. 手少陽三焦經 病症(수소양삼초경 병증) · 104
  11. 足少陽膽經 病症(족소양담경 병증) · 105
  12. 足厥陰肝經 病症(족궐음간경 병증) · 106
  13. 督脈 病症(독맥 병증) · 107
  14. 任脈 病症(임맥 병증) · 107

제5부 혈액형체질 鍼道(침도) · 109

  鍼(침), 그 orgasm! · 110
  陰陽五行六氣本色(음양오행육기본색) · 112
  五行(오행) 분류표 · 114
  五行生剋論本色(오행생극론본색) · 115
  經絡本色(경락본색) · 118
  天符經絡(천부경락)·天符穴(천부혈) · 121
  五行穴(오행혈)과 原穴(원혈) · 123
  五行穴(오행혈)과 原穴(원혈)의 효능 · 124
   1. 手太陰肺經(수태음폐경) · 124
   2. 手陽明大腸經(수양명대장경) · 125
   3. 足陽明胃經(족양명위경) · 126
   4. 足太陰脾經(족태음비경) · 127
   5. 手小陰心經(수소음심경) · 128
   6. 手太陽小腸經(수태양소장경) · 129

7. 足太陽膀胱經(족태양방광경) · 130
   8. 足少陰腎經(족소음신경) · 131
   9. 手厥陰心包經(수궐음심포경) · 133
   10. 手少陽三焦經(수소양삼초경) · 134
   11. 足少陽膽經(족소양담경) · 135
   12. 足厥陰肝經(족궐음간경) · 136
  혈액형체질 鍼道(침도) · 138
  오행혈 외 중요혈의 효능 · 141
  혈액형과 무관한 특수침법 · 171
  혈액형과 무관한 요혈처방 · 173
  心包 · 三焦 本色(심포 · 삼초 본색) · 198

제6부 혈액형체질 한약 처방학 · 201

  혈액형체질 한약 처방학의 원리 · 202
  혈액형체질 한약 통치방론通治方論 · 203
  혈액형 A형의 한약처방 · 211
   Ⅰ. 혈액형 A형의 중요 한약재 · 211
   Ⅱ. 혈액형 A형의 한약 통치방 · 212
  혈액형 B형의 한약처방 · 214
   Ⅰ. 혈액형 B형의 중요 한약재 · 214
   Ⅱ. 혈액형 B형의 한약 통치방 · 214
  혈액형 AB형의 한약처방 · 217
   Ⅰ. 혈액형 AB형의 중요 한약재 · 217
   Ⅱ. 혈액형 AB형의 한약 통치방 · 217
  혈액형 O형의 한약처방 · 220

Ⅰ. 혈액형 O형의 중요 한약재 · 220
Ⅱ. 혈액형 O형의 한약 통치방 · 221

제7부 혈액형체질 식이요법 · 223

혈액형 A형 체질의 먹을거리 · 224
혈액형 B형 체질의 먹을거리 · 228
혈액형 AB형 체질의 먹을거리 · 232
혈액형 O형 체질의 먹을거리 · 236

제8부 한의학을 위한 인문학적 밑천 · 241

모든 의학을 위한 인문학적 밑천 ① · 242
모든 의학을 위한 인문학적 밑천 ② · 245
모든 의학을 위한 인문학적 밑천 ③ · 247
한의학을 위한 인문학적 밑천 ① · 249
한의학을 위한 인문학적 밑천 ② · 251

제9부 큰 병을 다스리는 비법 · 255

단잠을 이루면 큰 병도 낫는다 · 256
큰 병을 다스리는 큰 원리 · 257
큰 병을 다스리는 비법 ① · 259
큰 병을 다스리는 비법 ② · 261
큰 병을 다스리는 비법 ③ · 263
큰 병을 다스리는 비법 ④ · 264

큰 병을 다스리는 비법 ⑤ · 266
큰 병을 다스리는 비법 ⑥ · 269
큰 병을 다스리는 비법 ⑦ · 271
큰 병을 다스리는 비법 ⑧ · 273
큰 병을 다스리는 비법 ⑨ · 275
큰 병을 다스리는 비법 ⑩ · 277

제10부 백년산삼효험 혈액형체질 침도의 완결 · 279

농사와 한의학 패러다임의 정곡 · 280
A형 혈액형체질 鍼道(침도)의 완결 · 282
B형 혈액형체질 鍼道(침도)의 완결 · 284
AB형 혈액형체질 鍼道(침도)의 완결 · 286
O형 혈액형체질 鍼道(침도)의 완결 · 288

혈액형체질 한의학 교실 설문지 · 291
참고 서적 · 296

제1부

왜 혈액형체질 한의학인가?

백년 산삼 본색

> 백년 산삼, 탐나지만 없다!
> 백년 산삼 효험, 만들면 있다!

백년 산삼이란, 그 신비한 약효가 온몸 구석구석 다 가기에 대통령이 되어 일억 원을 갖고도 구하기 힘든 귀물貴物!

그러나 이젠 그 귀물을 구하기 위한 권세와 부귀는 필요 없다. 왜냐하면 목마른 우리들 서민이 일상적인 생활에서 큰돈 들이지 않고 실천할 수 있는 비방秘方, 즉 백년 산삼의 효험이 나는 처방을 만들어 쓰면 되기 때문이다.

우주선도 만들고 잠수함도 만들고 컴퓨터도 만드는 그 머리로 백년 산삼의 효험이 나는 처방을 못 만들까? 우주선도 운전하고 잠수함도 운전하고 컴퓨터도 운전하는 그 머리로 백년 산삼의 효험이 나는 처방을 운전 못할까?

산삼 중의 산삼, 진품 백년 산삼은 알고 보면 내 안에 숨어 계신다. 마치 누구누구가 내 안에 숨어 있는 것처럼.

내 안의 하느님·내 안의 부처님·내 안의 천하명의 허준 선생의 숨길을 틔워 주기만 하면, 이분들이 속닥하게 짝짜꿍하여 다 알아서 진품 백년 산삼 효험을 나에게 선사하시는 비밀을 나는 알아 버렸다.

그래서 쓴 책이 이 책이다.

무슨 일이든지 21번을 되풀이하면 천재가 되고 마스터가 되고 장인匠人이 된다고 한다. 이 책의 3박자 처방(혈액형체질 한약·침도·식이요법)을 21번 되풀이 해보라. 그대 안에 숨겨진 진품 백년 산삼, 그 오묘한 진가와 효험을 누릴지니! 아울러 그대는 삼천년 한의학의 절대고수가 되어 그 orgasm을 나눌지니! (이 책의 정보에 속닥하게 짝짜꿍하여 진품 백년 산삼 사업에 함께할 동지 구함.)

아인슈타인의 복음

◉ 아인슈타인 가라사대
"정신병자란,
매일 똑같은 방식으로 실험·임상하면서 다른 결과가 나오기를 기대하는 사람이다.
'결과'가 달라지려면 '과정'을 바꾸어야 한다."

◉ 아인슈타인은 우리에게 마저 속삭인다.
"무엇을 기준으로, 그리고 어떤 방법으로 의학의 연구와 실험·임상을 하여 난치병들을 다스릴 것인가?"

◉ 나는 책 다섯 권을 쓰면서 줄기차게, 속닥하게 속삭였다.
"의학은 과학이다. 과학적 실험, 의학적 실험, 그 실험이 실험다우려면 '결과의 재현성'이 보장되어야 한다. 그러기 위해서는 '조건의 동일성'이 전제되어야 한다.
생명의 나눔, 즉 헌혈과 수혈만한 '결과의 재현성'이 있는가? 그리고 혈액형이 같은 이유만한 '조건의 동일성'이 있는가?"
그래서 나는 이제 화룡점정畵龍點睛의 의미로 『혈액형체질 한의학』을 쓴다. 이 책은 끝없는 의학공부에 마침표를 찍어 줄 것이다.

⊙ 우리가 '이렇게' 살다가 암癌에 걸렸다.
그 해결책을 한마디로 하면?
'저렇게' 살면 된다. 즉 방법을 바꾸면 된다.

⊙ '생각'이 '에너지'다.
자원 불모지인 우리나라에서 '생각'이야말로 가장 큰 에너지(원동력)다. 혈액형을 수혈의 객관적인 기준으로만 생각하고 말 것이 아니라, 약·침·식이요법·유전공학 등 생명공학의 객관적 기준으로 삼을 생각을 하면 앞날이 환해진다.

육안肉眼과 심안心眼

"세상의 본질은 육안으로는 안 보여. 심안이라야 보여!" – 『어린 왕자』

⦿ 심안으로 보면, 경락과 영혼과 성령과 공기는 한통속이다. 왜냐하면 모두 육안에 안 보이기 때문이다. 공기를 먹는 호흡은 영혼과 성령이 들락날락하는 문이요, 경락은 영혼과 성령의 길이요 집이다.

⦿ 의학은 특히 심안이 필요하다. 왜냐하면 직접 생명을 다루기 때문이다. 의학의 심안을 열려면, 먼저 **큰 원리(기본)**를 물어야 한다.
"우리들 생명이 살고 있는 생명장生命場의 속성이 도대체 무엇이냐? 우리가 도대체 무슨 '장場'에서 살고 있는가? 된장인가, 간장인가, 육개장인가, 축구장인가, 스키장인가, 모텔 사우나장인가, 아니면 물리장인가, 화학장인가. 생화학작용이 일어나는 물리장인가, 전자기장인가를 물으면 심안이 열리기 시작한다."

⊙ 짚신에도 짝이 있듯이 육안으로 봐도 세상만물 다 짝이 있다. 짝을 제대로 찾으면 의학은 고해苦海가 아니라 법해法海! 무슨 짝? 조화Harmony를 이룰 음양의 짝!

"인생 전체에서 음양의 조화가 최고이듯이 의학에서도 음양의 조화를 추구하는 치유법이 최고의 치유법이다."

왜 한의학인가?

- 백혈병, 암, 근무력증, 치매, 중풍, 당뇨, 고혈압, 아토피, 비만, 천식, 간질, 발달장애, 공황장애, 나병, 루게릭병, 정신병 등의 난치병을 다스릴 수 있는 비결은 뭘까?

- 의학은 한마디로 농사다. 우리의 몸을 어떻게 농사지을 것인가, 이것이 의학이다.

- 농사짓는 원리에는

첫째, 유기자연농법, 둘째, 무기화학농법이 있는데, 한의학의 패러다임(안목)은 유기자연농법의 원리로 건강을 추구하고 세상의 뿌리인 음양조화원리로 질병을 치료하는 안목이기 때문에, 인류건강의 미래는 궁극적으로 한의학의 영역이다. 그리고 한의학의 진수를 터득하면 웬만한 난치병에 진검승부를 펼칠 수 있다.

인생을 걸고 한의학을 궁구한 결과
- 한의학은 인류가 개발한 최고의 의학이자 심안의 의학이다. 하지만 객관적 기준 없는 한의학을 배우면 지식이 넘쳐 평생

을 헤매게 된다.

생명을 다루는 학문에서 혈액형만한 객관적 기준은 없다.

그래서 이제부터 세월이 흐를수록 객관적인 한의학, 즉 혈액형 체질 한의학의 시대이다.

- 미치지 않으면 미치지 못한다(불광불급不狂不及).

침술이 아니라 침도에 미치고 싶은 자는 나에게 오라. 오만가지 병명을 따라 오만가지 처방을 하는 것이 아니라, 내 안의 천하명의 허준 선생을 일깨우는 처방 하나를 통하여 오만가지 병을 다 포섭하여 다스리는 한약 처방에 미치고 싶은 자는 나에게 오라.

평소의 음식이 피가 되고 살이 되고 영혼이 된다. 평소의 음식, 그 중요성에 미치고 싶은 자는 나에게 오라.

왜 혈액형체질인가?

⊙ 모든 생명장生命場은 전자기장電磁氣場이므로 몸의 전자기적 속성(체질體質 constitution)을 논하지 않고서는 궁극적인 건강은 없다. 체질의학은 의학 중의 의학이다.

⊙ 디젤엔진엔 디젤을, 가솔린엔진엔 가솔린을 공급해야 엔진에 무리가 없듯이, 인체의 근본인 장부臟腑라는 엔진도 혈액형에 따라 그 전자기적 속성(음양 속성)이 달라서, 투약과 침법을 혈액형에 맞추어 적용해야 한다(혈액형에 담긴 결정적인 정보는 전자기적 정보이다. 그래서 혈액형이 같으면 수혈의 안정성이 보장된다).

⊙ 의학이 과학이려면 그 실험과 임상에서 **결과의 재현성**이 보장되어야 한다. 그러기 위해서는 **객관적 기준**이라는 **조건의 동일성**이 전제되어야 한다.
혈액형은 남녀노소와 동서양인의 장벽에 걸리지 않는 객관적 기준이다.
이제 의학연구와 임상에서 **혈액형만한 조건의 동일성(객관적**

기준)은 없다.
그래서 '혈액형체질' 이라 한다.

⦿ 세상의 많은 체질의학 중에서 가장 객관적인 체질의학은 바로 '혈액형 체질의학' 이다.
혈액형 체질의학 패러다임은, 혈액형만 알면 바로 당신이 이 시대 최고의 명의가 될 수 있는 첩경이 된다.

⦿ 그리고 그 유명한 이제마 선생이 오늘날 다시 온다면, '혈액형'이 수혈의 기준으로만 쓰이는 것을 그냥 보고 계실까?
그 어려운 '사상체질론' 대신에 간명하여 따르기 쉬운 '혈액형 체질론'을 정립하지 않을까?

혈액형의 진가: 의학의 최고 객관적 기준

⊙ 혈액형에는 수혈의 정보가 담겨 있어 헌혈과 수혈이라는 생명 나눔이 가능하다.

⊙ 혈액형에는 수혈의 정보만이 아니라, 음식과 약에 대한 반응의 정보도 담겨 있다.

⊙ 혈액형에는 수혈과 음식과 약에 대한 반응의 정보만이 아니라, 경락요법(침)에 대한 반응의 정보도 담겨 있다.

⊙ 혈액형은 남녀노소와 동서양인의 구별 없이 적용되는 객관적 기준, 즉 시공時空의 장벽을 넘어서는 객관적 기준이다. 혈액형에 도대체 무슨 정보가 담겨 있기에 그러한가? **혈액형에 담겨 있는 결정적 정보는 생명장生命場의 정보, 즉 전자기적 정보이다.**

⊙ 모든 생명장生命場은 전자기장이다.
그리고 전자기장의 핵심법칙은 음(陰: 마이너스: 물)과 양(陽:

플러스: 불)의 조화로써 생명현상이 일어난다는 법칙이다. 혈액형에 이러한 전자기적 정보가 담겨 있다.

⊙ '과학' 이란, 실험결과의 재현성이 보장되어야만 제대로 된 과학이라 할 수 있다.
그리고 **실험결과의 재현성**이 보장되려면, **실험기준의 객관성**이 전제되어야만 한다.
의학을 비롯한 생명과학분야(약학·영양학·유전공학 등)에서 실험과 임상의 객관적 기준으로서 혈액형만한 기준이 있는가?

혈액형체질 본색

⊙ A형: 濕强燥弱(습강조약)체질; 强陰(강음)체질
- 물은 조금 부족하게 온수를!
- 땀은 충분히!

⊙ B형: 寒强熱弱(한강열약)체질; 弱陰(약음)체질
- 물은 조금 부족하게 온수를!
- 땀은 아껴야!

⊙ AB형: 燥强濕弱(조강습약)체질; 强陽(강양)체질
- 물은 충분하게 냉수를!
- 땀은 아껴야!

⊙ O형: 熱强寒弱(열강한약)체질; 弱陽(약양)체질
- 물은 충분하게 냉수를!
- 땀은 충분히!

宇宙本色(우주본색)

- 宇(우)는 동서남북상하, 즉 공간(空: 공)을 뜻하고 宙(주)는 고금왕래, 즉 시간(時: 시)을 뜻한다. 따라서 우주의 본색을 밝히는 진리는 시공時空의 장벽에 걸리면 진리가 아니다.
(진리가 너희를 자유케 하리라. - 『성서』)

- 난치병에서 우리를 자유케 할 의학적 진리를 알기 위해서 먼저 우주본색을 추론해야 한다. 왜냐하면 인체는 소우주이고, 인체를 알려면 우주의 본모습을 보아야 하기 때문이다.
(近取諸身 遠取諸物: 근취저신 원취저물)

- "세상의 본질은 육안肉眼으론 안 보여. 심안心眼이라야 보여."
- 『어린왕자』

- 一微塵中含十方世界(일미진중함시방세계)
  - 하나의 작디작은 세포(씨앗·종자)에 우리의 전체 모습(나무의 전체 모습)이 담겨 있다.
  - 먼지처럼 작디작은 세포에서 일어나는 생명현상과 대우주

에서 일어나는 생명현상은 같은 원리(생명장인 전자기장의 음양조화의 원리)로써 영위된다.

⦿ 우주본색엔 '드러난 모습(색色)' 과 '숨겨진 질서(공空)' 가 있다.

드러난 모습(色)	숨겨진 질서(空)
육안·유형·체형·틀·음陰·혈血·액화液化·입자·암세포·물의 흐름	심안·무형·체질·내용·양陽·기氣·기화氣化·파동·암세포의 전이·물의 증발
오장오부	심포·삼초
혈관·신경·림프관	경락
경락의 오행(오운)	경락의 육기
계절	계절의 기후
관상·골상	심상
정액	정액의 근원(6장 6부의 정수)
피부	피부의 근원(6장 6부의 정수)
자궁(물 또는 불)	자궁 속의 질서(물 속의 불, 불 속의 물)
블랙홀	빅뱅

⦿ 드러난 모습과 숨겨진 질서의 조화 속에서 건강미인의 꽃이 핀다!

세상의 뿌리: 이브와 아담

⊙ 이브(여자·陰음·마이너스·물·달·땅·너트·실린더)와 아담(남자·陽양·플러스·불·해·하늘·볼트·피스톤)은 세상의 뿌리이다.
그래서 『성서』의 창세기 에덴동산에도 나오고 한의학의 최고 경전인 『황제내경』에도 나온다.

⊙ 다음의 글은 『성서』가 보장하는 인류의 진실이다.
- 태초에 에덴동산에서 이브와 아담이 벌거벗고서 천지만물과 조화롭게 살았으니······

⊙ 그리고 『황제내경』에 나오는 다음의 글은, 한의학 원리의 알파요 오메가로서 모든 난치병을 다스릴 비밀이 숨겨져 있는 거룩한 말씀이다.
- 陰陽(음양): 天地之道(천지지도)
  萬物之綱紀(만물지강기)
  變化之父母(변화지부모)
  生殺之本始(생살지본시)

神明之府(신명지부)

治病必求於本(치병필구어본)

- 음양이란, 하늘과 땅의 도道이고 삼라만상을 다스리는 기강이다. 그리고 변화를 일으키는 부모로서 살리고 죽이는 것이 음양에서 나온다. 또한 음양은 신명이 깃든 집으로서, 인간과 삼라만상의 질병은 반드시 음양의 조화를 통해서야만 그 치료가 가능하다.

⊙ 이 복음들에 정통하면 삼천년 한의학의 근본을 꿴 셈이다. 나머지는 실험과 임상을 위한 **객관적 기준**을 찾아서 실험과 임상, 그 **결과의 재현성**을 보장하는 시스템과 패러다임을 짜면 된다. (그 시스템과 패러다임이 바로 '혈액형체질 한의학'이다.)

모든 생명장生命場의 속성

⊙ 쉽고 간단한 원리라야 따르기 쉽고 오래간다. 생명을 다루는 의학의 원리도 결정적인 곳에서는 쉽고 간단해야 한다.
하늘이 태초부터 부여한 생명의 근본원리는 박사논문처럼, 의학원전처럼 난해한 것이 아니라 쉽고 간단한 것이다. 나는 그 **쉽고 간단한 생명의 원리**를 이 한 장에다가 정리할 수 있다.

⊙ 인간은 생명이다. **생명을 알려면 생명장의 속성을 먼저 알아야** 한다.
"**모든 생명장生命場은 한마디로 전자기장**이다."
그렇다면 생명장인 전자기장의 근본(기본)법칙은 무엇인가?
"전자기장의 핵심 법칙은,
음陰은 양陽을 반기고 양陽은 음陰을 반기는 것이요, 음陰은 음陰을 안 반기고 양陽은 양陽을 안 반기는 법칙이다."

⊙ 음陰은 무엇이고 양陽은 무엇인가?
음陰: 이브 · 여자 · 물 · 달 · 밤 · 땅 · 너트 · 실린더 · 혈血
양陽: 아담 · 남자 · 불 · 해 · 낮 · 하늘 · 볼트 · 피스톤 · 기氣

⊙ 음陰과 양陽의 근본적인 가치는 무엇인가?
음과 양의 조화, 즉 이브와 아담의 조화가 있어 인간의 역사가 있고, 밤과 낮의 조화가 있어 하루의 역사가 있고, 너트와 볼트·실린더와 피스톤의 조화가 있어 자동차·배·비행기·컴퓨터의 역사가 있다.

⊙ 생명장인 전자기장의 근본은 음양의 조화이다. 그러므로 생명장의 모든 문제는 음양의 부조화에서 비롯된다.
그렇다면 모든 문제의 해결책은?
당연히 음양의 조화를 회복하는 데서 생명장의 모든 문제가 해결된다. 이상이 모든 생명장의 쉽고 간단한 속성이다.
이제 생명장의 근본적인 속성이 밝혀졌으므로 이 생명장에 깃들어 사는 뭇 생명들의 모든 문제의 해결책도 자연스레 도출된다.

생명의 시종始終: 호흡

◉ 호흡呼吸은 생명의 알파요 오메가이며 건강미인의 비결이다. 그렇다면 호흡의 정수·핵심은 무엇인가?

◉ 호흡의 정수·핵심은 말 뜻 그대로, 먼저 흡吸을 하는 것이 아니라 호呼를 먼저 충분히 하고, 그 다음 흡吸을 하는 것이다.
먼저 호呼를 하면 우리의 몸은 '텅 빈 충만'이다. 우리 스스로 먼저 호呼를 하여 '텅 빈 충만의 세상'을 우리 몸 속에 마련하면 그 다음 우주의 정기가 흡吸을 통하여 우리 몸 속에(呼를 해서 비운 만큼) 차곡차곡 채워진다는 뜻이다.
이상의 정보는 호흡의 정보일 뿐만 아니라, 이 세상 모든 의학의 핵심정보이다.
【큰 병을 잘 다스리는 의학은 모름지기 호흡을 올바르게 하도록 해야 한다. 『혈액형체질 한의학』의 3박자 치료법(한약·침도·식이요법)은 궁극적으로 호흡이 제대로 되도록 하여 갖가지 난치병에 탁효를 낸다.】
호흡이 제대로 되어야 인체의 핵심(엔진)인 6장 6부가 제대로 돌아가서 난치병이 물러나고 건강미인이 창조된다.

⊙ '건강한 미인'이 간절한 목표인가?
그렇다면 먼저 간절히 호呼를 하고 그 다음 흡吸도 간절히 하라!

⊙ 호흡. 들이마시고 내쉬는 것은 억지. 내쉬고 들이마시는 것은 자연. 흡호가 아닌 호흡이 숨길. 숨길인 호흡은 먼저 내놓고 비움이 비결. 이 비결은 크게는 우주에서부터 작게는 우리 몸의 세포에까지 적용되는 생명현상의 기본. 기본은 돌아가야 할 고향. 어렵고 헷갈릴 땐 기본으로!

호흡 · 영혼 · 경락

⊙ 호흡의 고수는 흡吸을 먼저 하지 않고 호呼를 먼저 하여 자기 자신을 텅 비워 준다. (그리하면 흡吸은 저절로 되는 것이 자연의 섭리!)

⊙ 영혼spirit의 어원은 호흡spiritus이다. (그러므로 영혼은 호흡을 통하여 늘 우리 곁에 함께 있다. 이러한 비밀을 깨치면 따분하고 평범하던 일상이 성스러워진다. 왜냐하면 일상생활을 하면서 호흡을 하지 않으면 인생 자체가 없기 때문이다. 산다는 게 뭐 별건가? 하루하루의 일상에서 숨 내쉬고 들이마시는 호흡의 연속이 산다는 것의 정수(에센스) 아닌가? 게다가 일상의 그 보잘것없어 보이는 호흡을 통하여 '영혼'이라는 물건이 들락날락 한다니 산다는 것이 참으로 신기하고 놀랍도다. 그래서 그런지 '붓다의 호흡', '우주의 호흡'이라는 말들이 세세연년 비전되기도 한다. 이상을 정리하면 이렇다. 붓다는 호흡을 통하여 그 유명한 영혼이라는 것을 봤다. 그 역사적 사실을 우리는 깨닫고 있다. 불교라는 이름으로. 하! 영혼이란 것이 기독교에만 있는 것이 아니구나.)

⊙ 영혼은 호흡을 통하여 경락에 임재한다.
(그래서 경락은 영혼이 임재하는 길이요 방법!
영어로 해야 더 믿음이 갈 것이므로,
The Meridian system is the Way of The Spirit.
그리고 경락은 성령이 임재하시는 길이요 방법!
The Meridian system is the Way of The Holy Spirit.)

⊙ 호흡도 영혼도 경락도 '막히면' 건강도 없고 인생도 없다.
건강과 인생을 위해서는, 호흡도 영혼도 경락도 다 '틔워야만' 한다.
그 실마리는 올바른 호흡법에 있다.
올바른 호흡법의 핵심은, 먼저 호呼하고 자신을 텅 비운 후(텅 빈 충만) 그 다음 흡吸하는 것!
호흡을 올바르게 하면 영혼과 경락도 틔워지고 치유의 성령까지 우리 몸에 깃들기 시작한다.
『혈액형체질 한의학』의 3박자 치료법(한약 · 침도 · 식이요법)은 궁극적으로 호흡이 제대로 되도록 하여 갖가지 난치병에 탁효를 낸다.

農者天下之大本論(농자천하지대본론)

- 큰 병을 다스릴 수 있는 대본大本은 한마디로 '농사짓는 원리' 이다.

- 農者天下之大本也.【농자천하지대본야: 농사짓는 원리, 그것은 세상 모든 일의 대본大本】

- '농사짓는 원리'에는 크게 두 가지가 있다.
첫째, 有機自然農法(유기자연농법): 한의학
둘째, 無機化學農法(무기화학농법): 서양 의학

- 농사의 결정적 조건(음양오운육기 시스템으로 해석)

땅(음陰)과 하늘(양陽)은 우리에게 '농사짓는 원리'를 적용시켜 '인생'을 살다 오라고 명命을 내렸다.

첫째, 농사의 결정적 조건은 寒(水)[한(수)]·熱(火)[열(화)]·燥(金)[조(금)]·濕(土)[습(토)]의 조화.

둘째, 風(木)[풍(목)]은 농사의 결정적 조건이 아니라, 천지농사의 결과물.

- 風(풍)은 寒熱燥濕(한열조습)이 구비되면 저절로 생긴다.【풍風은 기압의 차이로 인해 저절로 발생】
- 木(목)도 水火金土(수화금토)가 구비되면 저절로 생기는 '생명'의 대명사.

⊙ 한의학 패러다임의 결정적 밑천인 '음양오행론'을 한의학 경전의 닫힌 체계(오행상생상극론 위주의 틀)에서 해방(엑소더스Exodus)시켜 '농사짓는 원리와 조건'으로 귀결시켜야 한다. 그렇게 해야만 음양오행론과 경락(최고급 치료의 시스템)의 의미(숨겨진 질서)가 일목요연하게 통달되어, 농사짓는 원리로써 만병을 탁월하게, 부작용 없이 잘 다스릴 수 있다. 왜냐하면 한의학이든 서양 의학이든 교육이든 회사경영이든 예술이든, 인생 모든 분야의 그 궁극엔 '농사짓는 원리라야 통한다'라는 황금률이 숨어 있기 때문이다.

※ '경락의 숨겨진 질서', 그 뜻은 '경락의 드러난 모습(이름)'에 명시되어 있다!

(제5부의 '경락본색'을 명상하라. 경락은 명상의 대상이지, 지식의 대상이 아니다.)

최고의 진단법

⊙ 최고의 진단법은 한마디로 문진問診을 통한 경락진단법이다.

⊙ 아픈 곳과 아픈 증상을 환자 자신이 가장 정확하게 잘 알고 있으므로 환자의 호소를 귀담아들으면 90% 이상 진단을 할 수 있다. 그래서 문진이 제일 중요하다(문진을 통해 진단의 정확도를 높이기 위해서 『한의학 개론』 정도는 꿰고 있어야 한다).

⊙ 경락진단을 위해서는 『한의학 개론』의 경락병증과 경락유주 그리고 장상학 공부가 되어 있어야 한다.

⊙ 옛말에 맥脈도 모르면서 침통 흔든다는 말이 있는데, 「혈액형 체질 침도」를 배우면 진맥은 거의 필요 없다. 혈액형만 정확히 알면 사암침법 등 타 침법보다 효과가 월등하다(진맥까지 정확하게 잘 할 줄 안다면 금상첨화다).

⊙ 이상의 내용을 요약하면 이렇다.
환자의 호소를 귀담아 잘 듣고 경락진단을 할 것!

제2부

臟腑論(장부론)

臟腑論(장부론)

⦿ **세상의 뿌리**는 이브(- · 음陰 · 물 · 달 · 땅)와 아담(+ · 양陽 · 불 · 해 · 하늘)이고, **인체의 뿌리**는 六臟六腑(육장육부)이다. 왜냐하면 臟腑(장부)는 인체의 **핵심(엔진)**이기 때문이다.

따라서 이 책의 목표(난치병 치유)는 결국 인체의 핵심(엔진)인 臟腑(장부)를 조절하는 데서 이루어진다.

Ⅰ. 臟(장)

심心 · 폐肺 · 비脾 · 간肝 · 신腎 · 심포心包

1. 心(심)

⦿ 心主血脈(심주혈맥)

- 諸血者 皆屬于心(제혈자 개속우심)
- 脈者 血之府也(맥자 혈지부야)

※ 心主血(심주혈) · 脾統血(비통혈) · 肝藏血(간장혈)

⦿ 心藏神(심장신) = 心主神志(심주신지)

※ 신神: 정신의식과 사유활동

◉ 심心의 정지情志는 희喜.
  ※ 심신心神은 오지五志를 포괄하므로 오지(五志: 희喜·노怒·사思·우憂·공恐)의 이상은 모두 심신心神을 손상시킬 수 있다.

◉ 심心의 액液은 한汗.

◉ 심心은 혈맥血脈과 결합하고 그 정화精華는 얼굴에 나타난다.

> ※ 12경락의 혈기血氣는 모두 얼굴에 이어지고 칠규(七竅: 눈·귀·코·입)로 향한다.
> 『황제내경』
> - 얼굴에 혈맥血脈이 유난히 풍부함을 설명.
> - 얼굴이 적당히 홍조를 띠고 광택이 있으면 정상.
> - 심心의 기혈氣血이 부족하면 안색이 창백하고 광택이 없음.
> - 심心의 기혈氣血이 울체하여 어혈이 많으면 안색이 어둡고 청자색을 띰.

◉ 心開竅于舌(심개규우설) = 舌爲心之苗(설위심지묘)
  ※ 舌(설)은 표피를 덮은 것이 없으므로 얼굴 부위보다 더욱 빠르게 心主血脈(심주혈맥)의 상태를 반영한다.
    • 舌質(설질)이 붉고 촉촉하며 부드럽고 민첩하여 말하기가

순조로우며 미각반응이 예민하면 정상.

- 心(심)의 陽氣(양기)가 부족하면 舌質(설질)이 담백하고 부으며 연해진다.
- 心(심)의 陰氣(음기)가 부족하면 舌質(설질)이 진홍색을 띠고 말라 쭈글쭈글해진다.
- 心火上炎(심화상염)하면 舌質(설질)이 홍적색을 띠고 심하면 瘡(창)이 생긴다.
- 心血(심혈)이 부족하면 舌體(설체)가 마르고 얇으며 舌色(설색)에 광택이 적다.
- 心血(심혈)이 엉겨서 막히면(瘀血(어혈)이 생기면) 舌質(설질)이 어두운 청자색을 띠거나 斑狀出血(반상출혈)이 나타난다.

2. 心包(심포): 無形有用(무형유용)의 臟(장)

◉ 心之外衛(심지외위)로서 **心(심)을 보호하는 작용**이 있다. 그러나 육안으론 보이지 않는다. 임상에서 정신질환의 치료에 심포경을 운용할 필요가 있다. (사실, 정신 말짱한 인간은 역사적으로, 현실적으로 억수로 드물다. 그러므로 심포경을 잘 운용하면 침의 고수가 된다. 인생에서 뭔가에 얽매어 다른 것을 배려하지 못하는 증상에 심포경은 위력을 나타낸다. 지식에 얽매인 경우, 종교에 집착하는 경우, 돈에 집착하는 경우, 영혼에 집착하는 경우, 술·담배·마약에 얽매인 경우 등등, 인생에는 심포경에 뜨끔한 침 한 대 맞고 정신차려야 할 경우

가 많다. 침의 묘미는 뜨끔한 맛을 느끼는 데 있다. 침의 뜨끔한 맛, 그것을 일컬어 나는 '침의 orgasm'이라 한다. 침의 orgasm은 심포경에서 극치를 이룬다. 심포경을 잘 다스리면 어느 날 이런 느낌이 들 때가 분명히 올 것이다.

 '아! 한의학을 통하여 자유와 행복을 누릴 수 있구나. 한의학의 무진장한 보고寶庫가 경락 시스템인데, 그 경락 시스템 핵심에 바로 심포경이 삼초경과 음양의 짝을 이뤄 숨어 있구나. 혼자 알고 말기에는 아까운 정보, 팔까 말까, 알려 줄까 말까……')

3. 肺(폐)

- 肺主氣(폐주기)
- 肺司呼吸(폐사호흡)
- 肺主宣發(폐주선발)
- 肺主肅降(폐주숙강)

 ※ 인체의 眞氣(진기)는 空氣(공기)와 穀氣(곡기)가 腎中精氣(신중정기)와 결합하여 성립되는데, 그 眞氣(진기)를 肺(폐)가 宣發(선발)·肅降(숙강)하며 呼吸(호흡)을 주관한다는 뜻이다.

- 肺主通調水道(폐주통조수도)

 ※ 폐가 체내 수분대사를 주관한다는 뜻인데, 결국 호흡작용인 宣發(선발: 수액을 전신에 산포)·肅降(숙강: 수액을 방광으로 운반)을 통해서 이루어진다.

※ 폐의 通調水道(통조수도) 기능이 失調(실조)되면 水腫(수종)·소변불리의 증상이 초래된다.

⊙ 肺朝百脈(폐조백맥)
- 폐는 온몸의 脈氣(맥기)가 모이는 곳으로, 전신의 혈액은 경락을 통해서 폐로 모이고, 폐의 호흡을 통해서 기체가 교환되며 그 후 다시 전신에 수포된다.

⊙ 肺主治節(폐주치절): 氣(기)를 주관·호흡을 관장·宣降(선강)을 주관
- 肺者 相傳之官 治節出焉(폐자 상부지관 치절출언)
  (폐가 心(심)을 보좌하여 전신의 氣血(기혈) 운행을 관리[治]하고 조절[節]한다는 뜻.)

그러므로 心主血脈(심주혈맥)의 기능은 肺主氣(폐주기)의 기능과 관련이 깊다.

- 肺主治節(폐주치절)의 주요 측면
  ① 肺氣(폐기)는 혈액을 운행시키는 원동력(전신혈액순환은 폐의 호흡운동과 밀접하게 연관되어 규칙적인 리듬운동을 한다).
  ② 肺氣(폐기)는 호흡을 주관하며 전신 氣(기)의 근본이므로 전신의 氣機[기기: 氣之升降出入運動(기지승강출입운동)]는 반드시 肺氣(폐기)의 지배와 조절을 받는다.
  ③ 肺(폐)는 宣發(선발)·肅降(숙강)을 주관하여 인체 水液(수

액)의 輸布運行(수포운행)과 배설을 관장하고 조절.

⊙ 肺(폐)의 情志(정지)는 憂(우).

⊙ 肺(폐)의 液(액)은 涕(체)(콧물)

⊙ 肺主皮毛(폐주피모)
  • 肺(폐)는 皮毛(피모)와 상합하며 그 精華(정화)가 皮毛(피모)에 나타난다.

⊙ 肺開竅于鼻(폐개규우비)

⊙ 肺主聲(폐주성)
  • 肺氣(폐기)가 허약하면 목소리가 낮고 미약.
  • 肺陰(폐음)이 부족하면 목이 쉬거나 잠기고 목구멍이 마르고 통증이 나타남.

⊙ 肺藏魄(폐장백)

4. 脾(비)

⊙ 脾主運化(비주운화)
  • 음식을 극미분하여 精微(정미)물질로 변화[化]시켜 이것을 전신으로 운반[運]하는 기능이 脾(비)에 있다. 즉, 음식물의

소화 · 흡수다.

⊙ 脾主升淸(비주승청)
 ※ 胃主降濁(위주강탁)

⊙ 脾主統血(비주통혈)
 ※ 脾(비)에서 혈액을 생성하므로 脾(비)는 혈액을 통섭하기도 한다(모든 출혈증상은 근본적으로 脾虛(비허)이다).

⊙ 脾(비)의 情志(정지)는 思(사)이다.

⊙ 脾(비)의 液(액)은 涎(연: 맑은 타액).

⊙ 脾(비)는 肌肉(기육)과 상합하고 四肢(사지)를 주관한다. 그리고 그 精華(정화)는 脣(순: 입술)에 나타난다.

⊙ 脾開竅于口(비개규우구)
 • 口(구)는 식욕 · 입맛을 포괄, 脾(비)의 運化(운화)기능(소화 · 흡수기능)과 밀접한 관련.
 • 脾經(비경)은 舌本(설본)에 연결되고 舌下(설하)에 퍼져 있다.
 • 脾氣(비기)는 입[口]으로 통하므로 脾(비) 기능이 정상이면 음식물의 맛을 알 수 있다(舌(설)은 미각을 주관하므로 식욕과 입맛 두 방면을 포괄한다).

5. 肝(간)

⊙ 肝主疏泄(간주소설) (疏泄(소설): 소통발설 · 暢達(창달))
- 肝(간)이 전신의 氣(기) · 血(혈) · 津液(진액)을 소통시키고 발산시켜 暢達(창달) · 宣泄(선설)하게 하는 작용.
- 肝主升(간주승) · 肝主動(간주동)의 생리특징을 기초.
- 腎主閉藏(신주폐장)과 상대되는 말.

> ※ 肝主疏泄(간주소설)의 중요한 뜻.
> ① 氣機通調(기기통조. 氣機: 氣의 승강출입운동).
> ② 脾胃之運化機能(비위지운화기능) 촉진.
> ③ 情志(정지)를 조절 · 창달.
> ④ 여자의 배란 · 월경과 남자의 排精(배정) 조절(男女(남녀)의 性(성)은 肝(간)을 先天(선천)으로 삼는다).

⊙ 肝藏血(간장혈)
- 肝(간)은 혈액을 품어서(저장하여) 해독하고 출혈을 방지한다(出血不止(출혈부지)에 大敦(대돈)에 灸(구)하면 특효).
- 만약 肝藏血(간장혈)의 기능이 감퇴되면, 肝血虛(간혈허)를 초래하거나 肝陽上亢(간양상항) · 肝火上炎(간화상염) · 肝風內動(간풍내동) 등의 병리현상을 초래하여 토혈 · 코피 · 붕루(자궁대출혈) 등 출혈증상이 나타난다(월경과다 · 눈침침건삽 · 야맹증 · 근맥굴신불리 · 지체마비 · 월경과소 · 폐경 등).

⊙ 肝藏魂(간장혼)
- 간은 血(혈)을 저장하고 魂(혼)은 肝血(간혈)에 머문다.(『황제내경』)
- 만약 肝藏血(간장혈) 기능이 탈나면 魂不守舍(혼불수사)하므로, 꿈을 많이 꾸고, 잘 놀라며, 잠꼬대·몽유 등의 증상을 나타낸다.

⊙ 肝(간)의 情志(정지)는 怒(노)이다.

⊙ 肝(간)의 液(액)은 淚(루: 눈물).

⊙ 肝(간)은 筋(근)과 상합하고[肝主筋(간주근)], 그 精華(정화)는 爪甲(조갑)에 나타난다.
- 脾胃(비위)가 소화흡수한 음식물의 精微(정미)물질을 肝(간)이 血(혈)로써 저장하여(머금어) 결국 筋脈(근맥)을 자양·주관한다(肝主疏泄(간주소설) 기능과 肝藏血(간장혈) 기능이 건전하면 근력이 튼튼해져 피로에도 강해진다).
(熱邪(열사)가 血(혈)로 들어가 진액을 손상시키면 筋(근)이 자양을 받지 못하므로 사지경련이 일어나고 심하면 牙關緊閉(아관긴폐)·角弓反張(각궁반장)이 초래되는데, 이를 肝風內動(간풍내동)이라 한다.)
- 肝者 罷極之本(간자 피극지본) (罷(피)는 疲(피)와 同(동).)
(肝(간)은 운동의 근본 조직인 筋(근)의 활동을 주관하며 피

로를 견딜 수 있게 하는 근본이라는 뜻.)
- 爪甲(조갑)은 손톱과 발톱이며 이들은 筋之餘(근지여)이다 (肝血(간혈)이 넉넉하면 爪甲(조갑)이 견고하고 불그스레하며 광택이 흐른다. 만약 肝血(간혈)이 부족하면 爪甲(조갑)이 거칠고 얇으며 건조하고 색깔이 없으며 심하면 형태가 변하고 부러지며 갈라진다).

◉ 肝開竅于目(간개규우목)
- 肝(간)은 혈액을 저장·해독하여 눈에 영양을 공급하고, 그 경맥이 눈으로 이어진다(족궐음간경은 횡격막을 지나 협륵에 분포되고 인후를 순행한 후에 목에서 이마로 올라가 눈으로 이어진다).
- 臟府(장부)의 정기가 눈으로 모여 사물을 볼 수 있게 하고, 모든 경맥이 눈에 귀속되지만, 눈에 최고로 중요한 내장은 肝(간)이다.
(骨(골)의 精(정)은 눈동자로, 筋(근)의 精(정)은 검은자위로, 血(혈)의 精(정)은 눈의 血絡(혈락)으로, 氣(기)의 精(정)은 흰자위로, 肌肉(기육)의 精(정)은 눈꺼풀로 가서 눈을 이루어 사물을 볼 수 있게 한다.)
- 臟府(장부)의 정기는 모두 경락을 통하여 눈으로 흘러 들어가므로 모든 경맥은 눈에 귀속된다고 한다.(『황제내경』)
- 肝血虛(간혈허)하면 두 눈이 건삽하고 사물이 뚜렷하게 보이지 않으며 심하면 야맹증이 된다.

- 肝經(간경)에 風熱邪(풍열사)가 침입하면 눈이 충혈되며 가렵고 아프다.
- 肝火(간화)가 치솟으면 눈이 충혈되고 눈곱이 생긴다.
- 肝陽上亢(간양상항)하면 눈이 침침해지고 머리가 어지럽다.

6. 腎(신)

◉ 腎藏精(신장정)

◉ 腎(신)은 생장·발육·생식을 주관한다.

◉ 腎主水(신주수)
- **腎(신)의 氣化(기화)작용**에 의해 수액대사가 조정된다.
- 소변의 생성과 배설 = 腎陽爲開(신양위개: 開는 소변생성배출 기능)·腎陰爲闔(신음위합: 闔은 수액재흡수 기능)의 조화.
- 肺(폐)의 宣發(선발), 脾(비)의 升淸(승청)과 散精(산정)은 모두 腎(신)의 蒸騰氣化(증등기화) 작용에 의해 촉진.

※ 인체의 수액대사는 腎(신)의 氣化(기화)작용을 기본으로 하여 脾(비)의 運化(운화)·肺(폐)의 宣發(선발)과 肅降(숙강)·三焦(삼초)의 決瀆(결독)(通調水道(통조수도)) 작용을 통해 맑은 것은 臟腑(장부)로 운송되고, 탁한 것은 땀과 소변으로 배출되어 평형을 유지한다.

◉ 腎主骨(신주골) · 腎生骨髓(신생골수)
　腎通腦(신통뇌)

◉ 腎(신)의 精華(정화)는 頭髮(두발: 머리카락)에 있다.

◉ 腎主納氣(신주납기)
　• 腎(신)에는 肺(폐)에서 흡입한 生氣(생기)를 받아들여 호흡이 얕아지는 것을 방지하는 작용이 있다. 이는 腎(신)의 封藏(봉장)기능이 호흡과정에서 구체적으로 나타나는 것이다.
　만약 腎精不足(신정부족)이면 腎不納氣(신불납기)의 병리현상이 초래된다.
　• "心肺(심폐)에서 呼出(호출)하고 腎肝(신간)에서 吸入(흡입)한다."(『난경』)
　• 腎主氣(신주기)이고 腎(신)은 氣(기)의 근원이다.
　• 肺(폐)는 出氣(출기)를 주관하고 腎(신)은 納氣(납기)를 주관한다.

◉ 腎(신)의 情志(정지)는 恐(공: 두려움, 공포)이다.

◉ 腎(신)의 液(액)은 唾(타: 침)이다.

◉ 腎開竅于耳及二陰(신개규우이급이음)
　• 腎(신)의 精氣(정기)가 왕성하여 腦髓(뇌수)가 충만해야 청각

이 정상.

- 腎(신)의 정기가 부족하여 뇌수가 공허하면 귀가 자양을 받지 못하므로 耳鳴(이명)이 발생.
- 대소변은 모두 腎(신)의 氣化(기화)기능이 밑받침되어야 순조롭다.
- 생식기능도 역시 腎(신)의 정기와 기화기능의 밑받침이 있어야 가능하다.

Ⅱ. 腑(부)

小腸(소장) · 大腸(대장) · 胃(위) · 膽(담) · 膀胱(방광) · 三焦(삼초)

1. 小腸(소장)

⊙ 소장은 受盛(수성)과 化物(화물)을 주관한다.
- 소장은 胃(위)에서 초보적인 소화를 거친 음식물을 받아들여 장시간 머무르게 하면서 소화를 완성하므로 受盛之官(수성지관)이라 한다.
(소장에서는 탄수화물 · 단백질 · 지방을 모두 소화시킬 수 있는 효소가 분비된다.)
- 化物(화물)이란 음식물이 소화되어 나온 精微(정미)물질을 흡수하여 인체를 영양하고 찌꺼기는 소장에서 대장으로 운반하는 것을 의미.

- 소장의 受盛化物(수성화물) 기능이 약해지면 복통 · 설사 · 변당 등의 증상이 나타나고 야위게 된다.

⊙ 소장은 淸濁(청탁)의 泌別(비별)을 주관한다.
  - 泌別(비별)이란 分別(분별)의 뜻.
  - 소화된 음식물을 에센스와 찌꺼기로 분별.
  - 소화된 음식물의 에센스 흡수와 동시에 대량의 수액을 흡수하므로 小腸主液(소장주액)이라 한다.
  - 소장의 생리기능은 음식물의 소화 · 흡수 · 수액대사 과정에서 매우 중요한 작용을 한다.
  - 小腸主液(소장주액) ※ 大腸主津(대장주진)

2. 大腸(대장)

⊙ 대장은 津液(진액)과 糟粕(조박)의 전도를 주관하며 변화를 주재한다.
  ※ 大腸者 傳導之官 變化出焉(대장자 전도지관 변화출언): 소장의 음식물이 대장에 이르러 精汁(정즙)은 모두 氣化(기화)되고 糟粕(조박: 찌꺼기)은 배설됨을 의미.

> ※ 음식물의 소화흡수 과정 핵심 정리
> 음식물이 입을 통해 胃(위)로 들어가면 胃(위)의 受納(수납)과 腐熟(부숙), 脾(비)의 運化(운화), 小腸(소장)의 泌別淸濁(비별청탁)과 化物(화물)을 거치는데, 그 精微(정미)물질은 脾氣(비기)에 의해서 肺(폐)로 운반되어 心肺(심폐)의 협동작용을 통해 전

신에 散布(산포)되며, 糟粕(조박)은 大腸(대장)에서 똥이 되어 항문을 통해 체외로 배설된다.

3. 胃(위)

⊙ 위는 음식물의 受納(수납)을 주관한다.

⊙ 위는 음식물의 腐熟(부숙)(초보적인 소화단계)을 주관한다.

⊙ 胃主通降(위주통강)
　※ 脾主升淸(비주승청)

⊙ 胃氣(위기)가 있으면 살고 胃氣(위기)가 없으면 죽는다.

⊙ 모든 臟腑(장부)는 胃(위)에서 氣(기)를 받는다.

4. 膽(담)

⊙ 膽汁(담즙)의 저장과 배설
- 膽汁(담즙): 肝(간)에서 생성되어 膽(담)에 저장되었다가 음식물의 소화과정에서 小腸(소장)으로 흘러 들어가 소화를 돕는다.
- 담즙은 맑고 깨끗한 液(액)이다. 그래서 膽(담)을 中精之府(중정지부) · 中淨之府(중정지부) · 中淸之府(중청지부)라 하였다.
- 膽(담)은 肝(간)의 精氣(정기)가 화생한 것.

- 膽汁(담즙)은 그 분비와 배설을 肝(간)의 疏泄(소설)기능에 의탁한다.

◉ 膽(담)은 中正之官(중정지관)으로서 決斷(결단)을 주관한다(中正(중정)이란 공평무사의 뜻).
  ※ 肝(간)은 將軍之官(장군지관)으로서 謀慮(모려)를 주관한다. 하지만 결단은 반드시 膽(담)이 한다.

◉ 膽氣(담기)는 升發(승발)을 주관한다.
- 凡十一臟腑皆取決於膽(범십일장부개취결어담)
  (膽氣(담기)는 봄날의 少陽(소양)이 발생하는 기운이다. 즉, 봄에 생기가 돌면 만물이 생장하고, 膽氣(담기)가 升發(승발)하면 각 臟腑(장부)가 정상적인 활동을 하게 된다는 의미)
  ※ 膽氣(담기)는 少陽春升(소양춘승)!
  少陽(소양)은 막 생겨나는 봄의 陽氣(양기).

◉ 膽(담)은 勇怯(용겁)을 주관.

5. 膀胱(방광)

◉ 방광은 州都之官(주도지관)으로서 氣化(기화)작용을 통해 소변을 체외로 배설한다.
- 州都之官(주도지관)이란 소변이 모이는 곳이라는 뜻.
- 방광의 病理(병리)는 腎(신)의 氣化(기화)작용과 유관하므로

소변이상을 다스리려면 반드시 腎(신)과 함께 다스린다.
- 인체의 수액대사 과정에서 수액은 肺(폐)·脾(비)·腎(신)·小腸(소장)·大腸(대장)·三焦(삼초)의 작용을 통해 代謝(대사)된 후 腎(신)의 氣化作用(기화작용)에 의해 소변이 되어 방광으로 보내지며, 腎(신)과 膀胱(방광)의 氣化作用(기화작용)에 의해 배출.

6. 三焦(삼초)

⊙ 三焦(삼초)는 心包(심포)와 마찬가지로 有名無形(유명무형)의 기관이다. 즉, 心眼(심안)의 기관이다.

⊙ 三焦(삼초)는 **氣(기)의 升降出入(승강출입) 통로**이자 **氣化(기화)**가 진행되는 장소이다.
즉, 氣(기)가 각 臟腑(장부)에 운행되는 것은 三焦(삼초)의 통로를 통해서 이루어진다.

⊙ 三焦(삼초)는 **水液(수액)의 升降出入(승강출입) 통로**이다.
※ 三焦(삼초), 決瀆之官(결독지관), 水道出焉(수도출언)

⊙ 三焦(삼초)는 水穀(수곡)의 통로이며 氣(기)가 시작되고 끝나는 곳이다.

⊙ 上焦(상초) = • 心(심)·肺(폐)의 기능에 해당.

- 上焦如霧(상초여무) (如霧(여무): 정미로운 기운을 산포하는 작용이 마치 안개가 뿌려지는 것처럼 전신의 장부를 적시는 것을 형용)

⊙ 中焦(중초) =
- 脾(비)·胃(위)의 기능에 해당.
- 中焦如漚(중초여구) (如漚(여구): 脾(비)·胃(위)가 음식물을 부숙하고 운화하는 것이 마치 물이 흐르는 도랑과 같음을 형용)

⊙ 下焦(하초) =
- 肝(간)·腎(신)·大腸(대장)·小腸(소장)·膀胱(방광)의 기능에 해당.
- 下焦如瀆(하초여독) (如瀆(여독): 하초의 수액 및 찌꺼기를 배설하는 작용이 마치 막힘 없이 통하는 水道(수도)와 같음을 형용한 것)

⊙ 三焦(삼초)는 결국 인체의 氣化(기화)를 총괄하고 水道(수도)를 소통시키는 작용을 한다. 따라서 三焦經(삼초경)을 잘 다스리면 水腫(수종)·浮腫(부종)이 치유된다.

제3부

경락도

原穴, 五臉穴 등 重要穴의 位置圖
원혈 오수혈   중요혈   위치도

手太陰肺經의 主要穴 位置圖
수태음폐경 주요혈 위치도

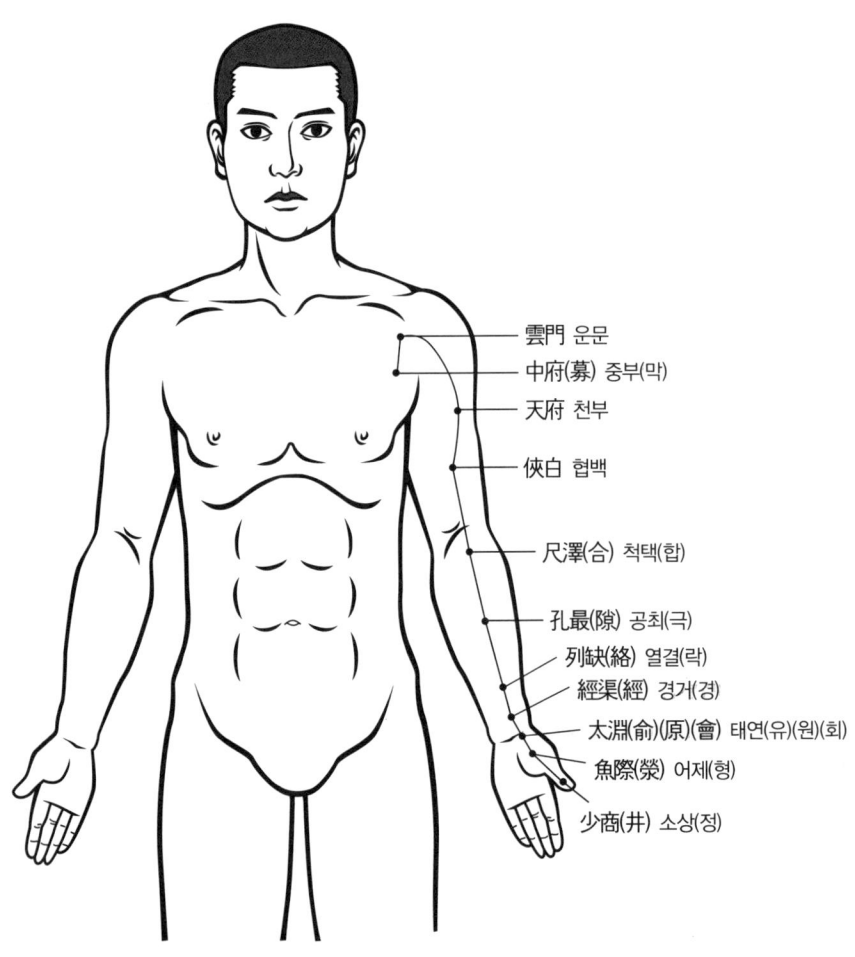

手陽明大腸經의 主要穴 位置圖
수양명대장경 주요혈 위치도

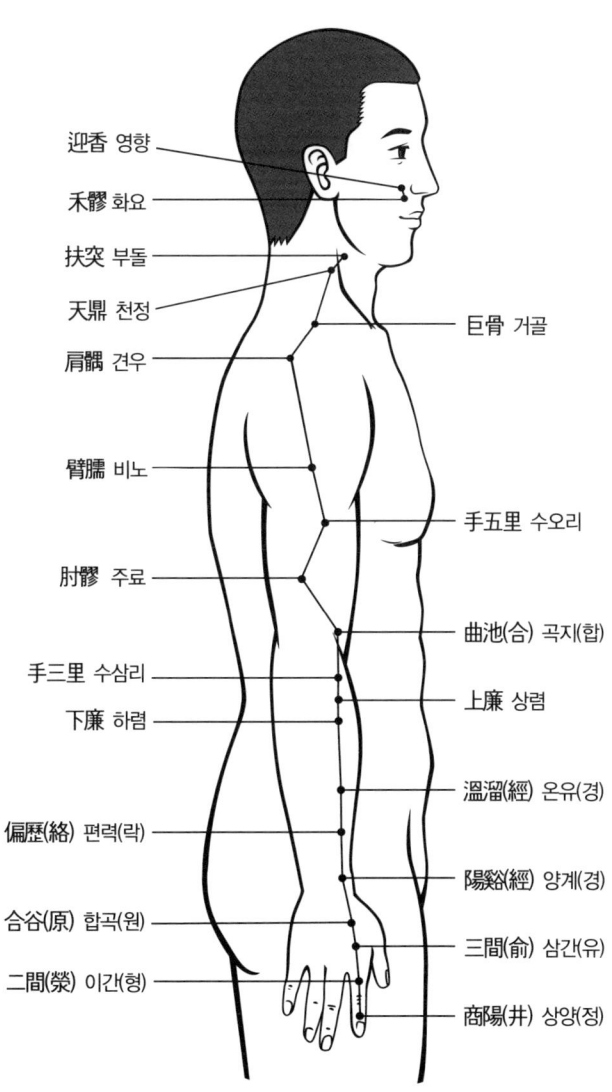

足陽明胃經의 主要穴 位置圖
족양명위경 주요혈 위치도

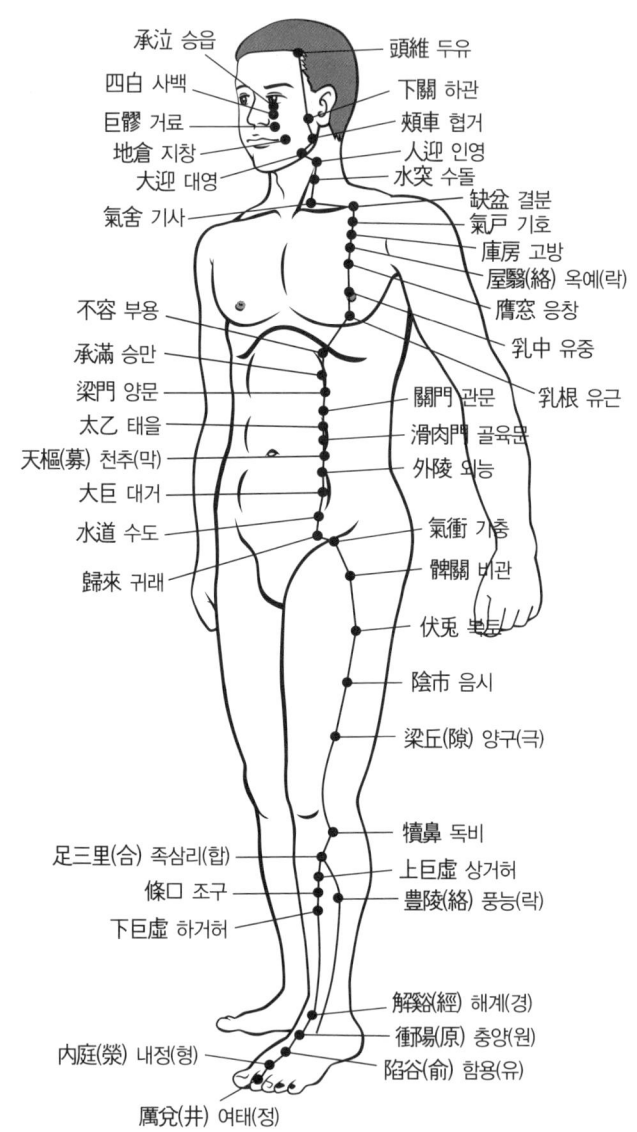

足太陰脾經의 主要穴 位置圖
족태음비경 주요혈 위치도

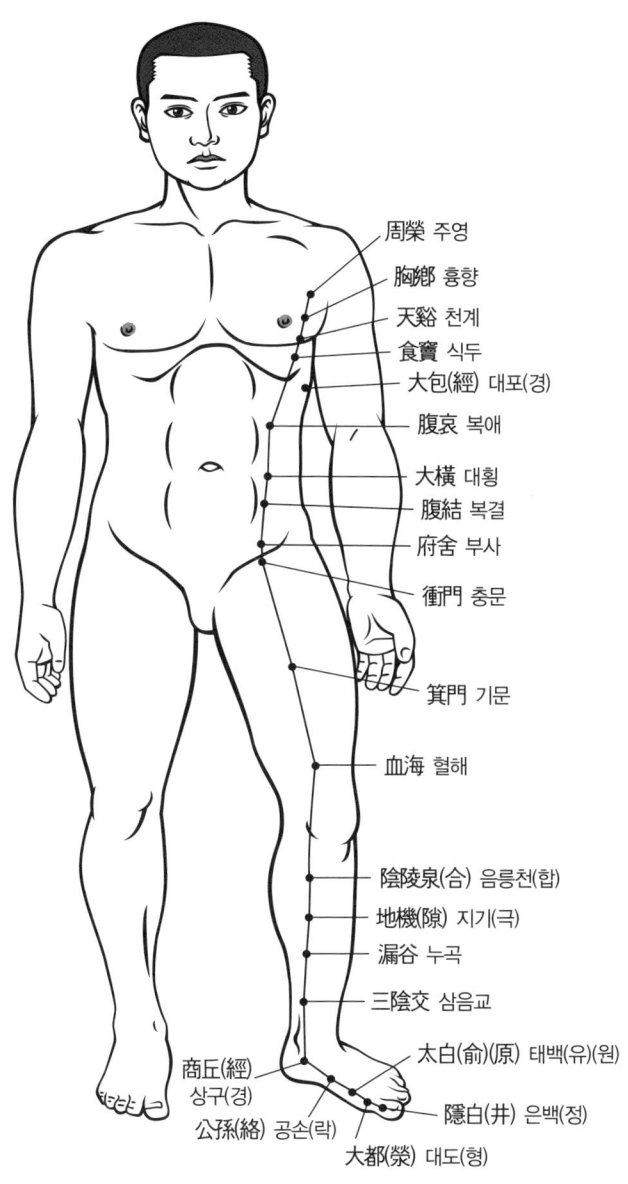

手少陰心經의 主要穴 位置圖
수소음심경 주요혈 위치도

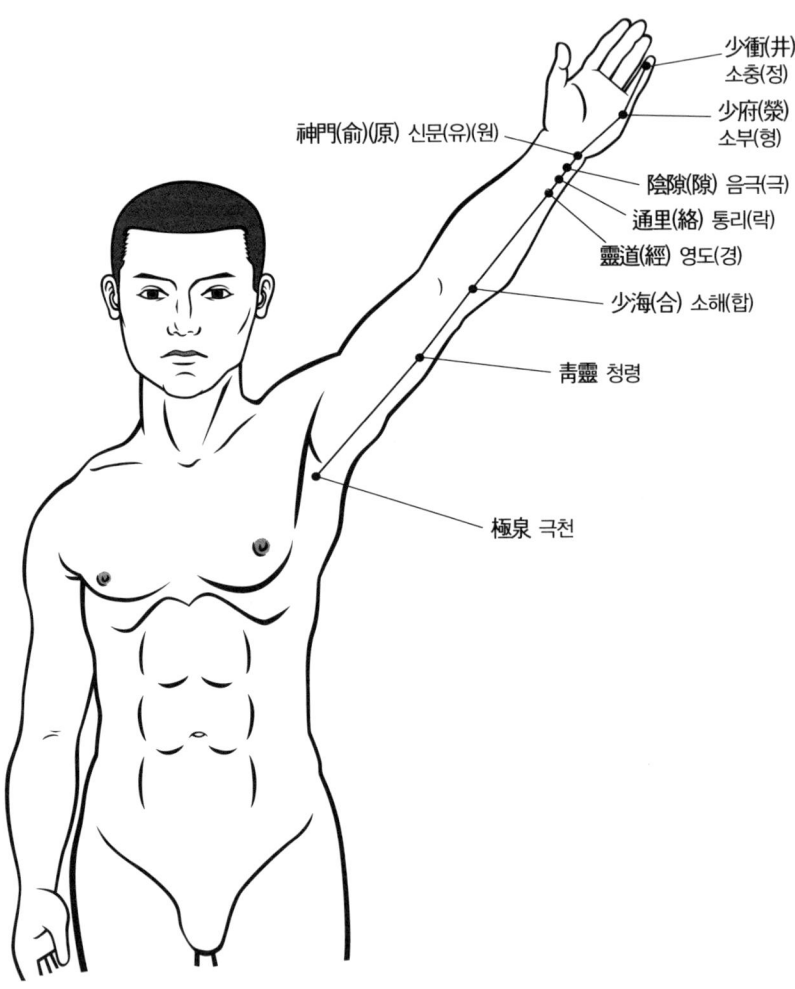

手太陽小腸經의 主要穴 位置圖
수태양소장경 주요혈 위치도

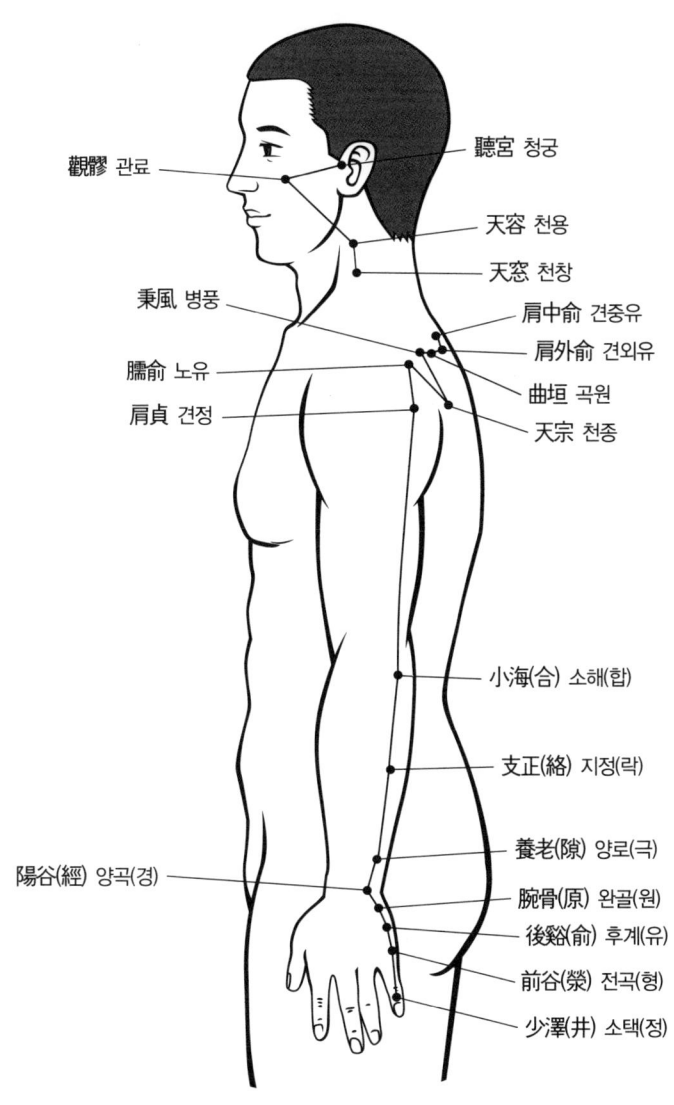

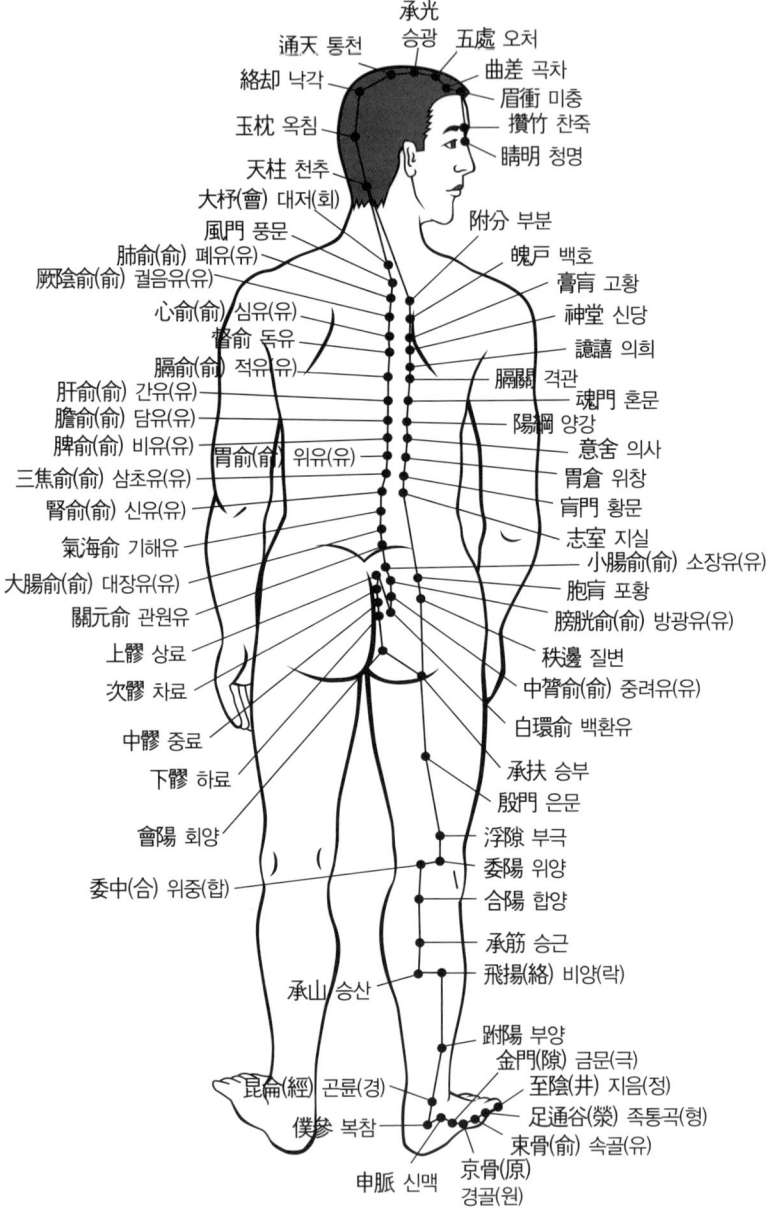

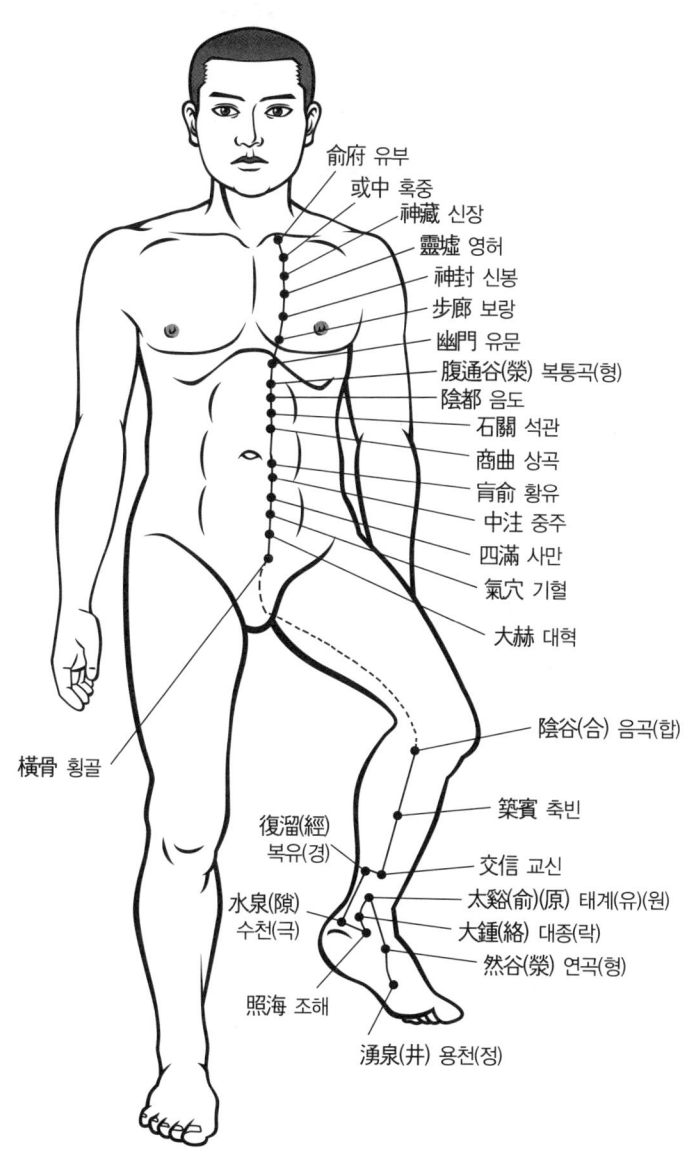

手厥陰心包經의 主要穴 位置圖
수궐음심포경 주요혈 위치도

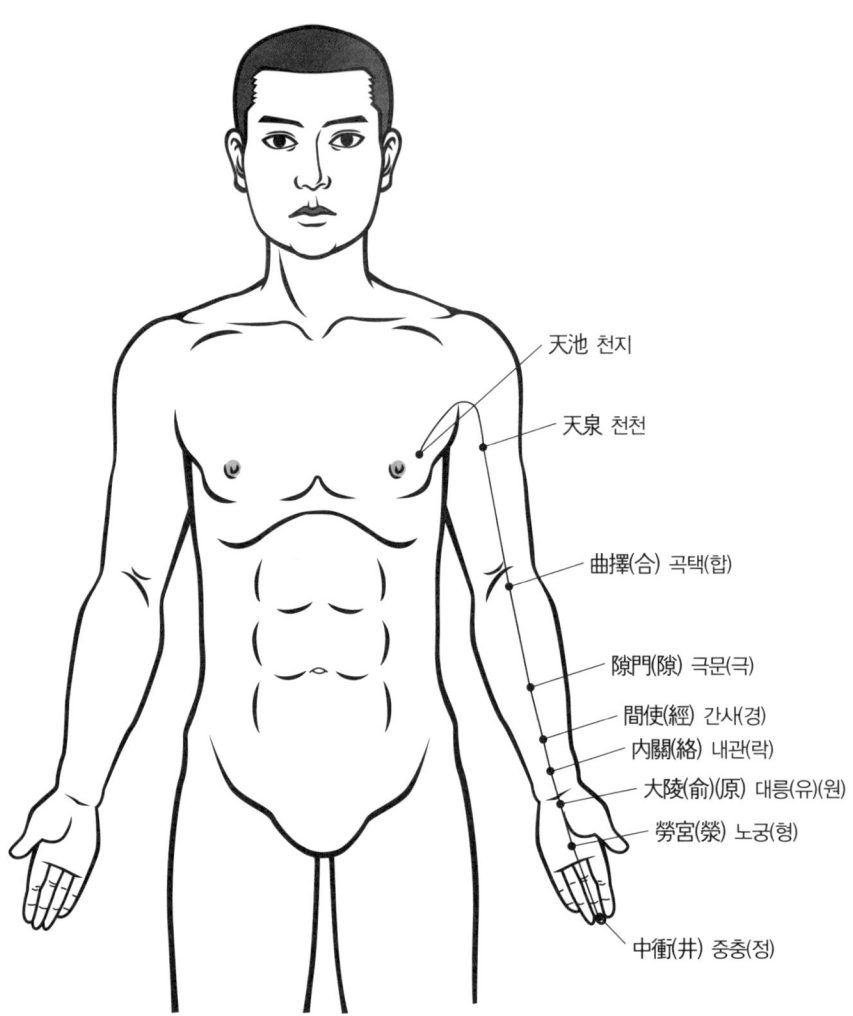

手少陽三焦經의 主要穴 位置圖
수소양삼초경 주요혈 위치도

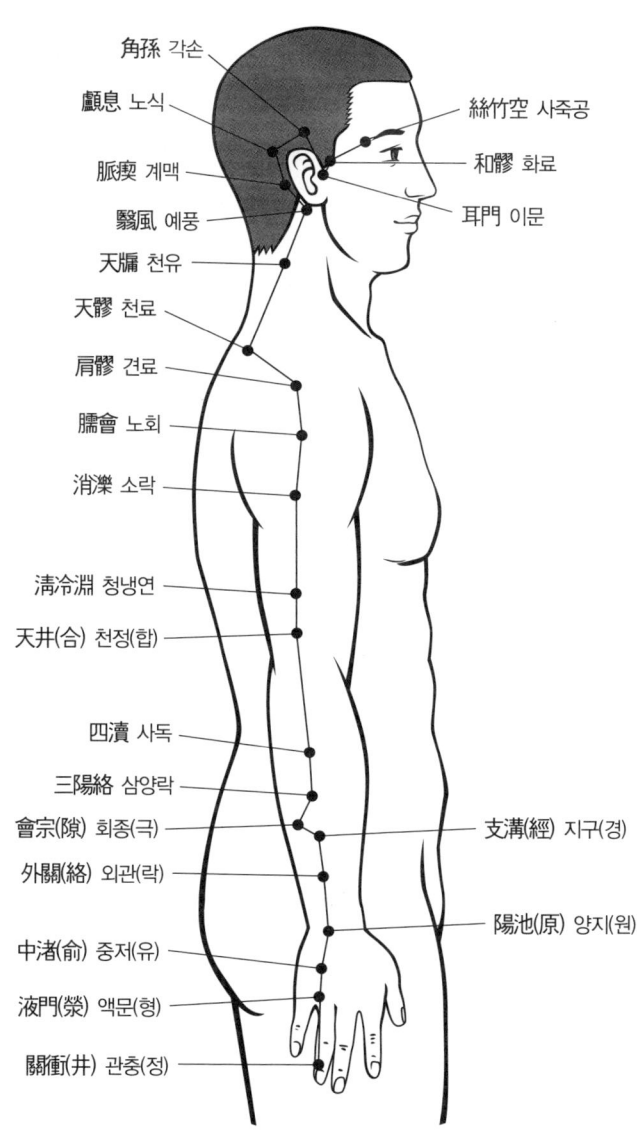

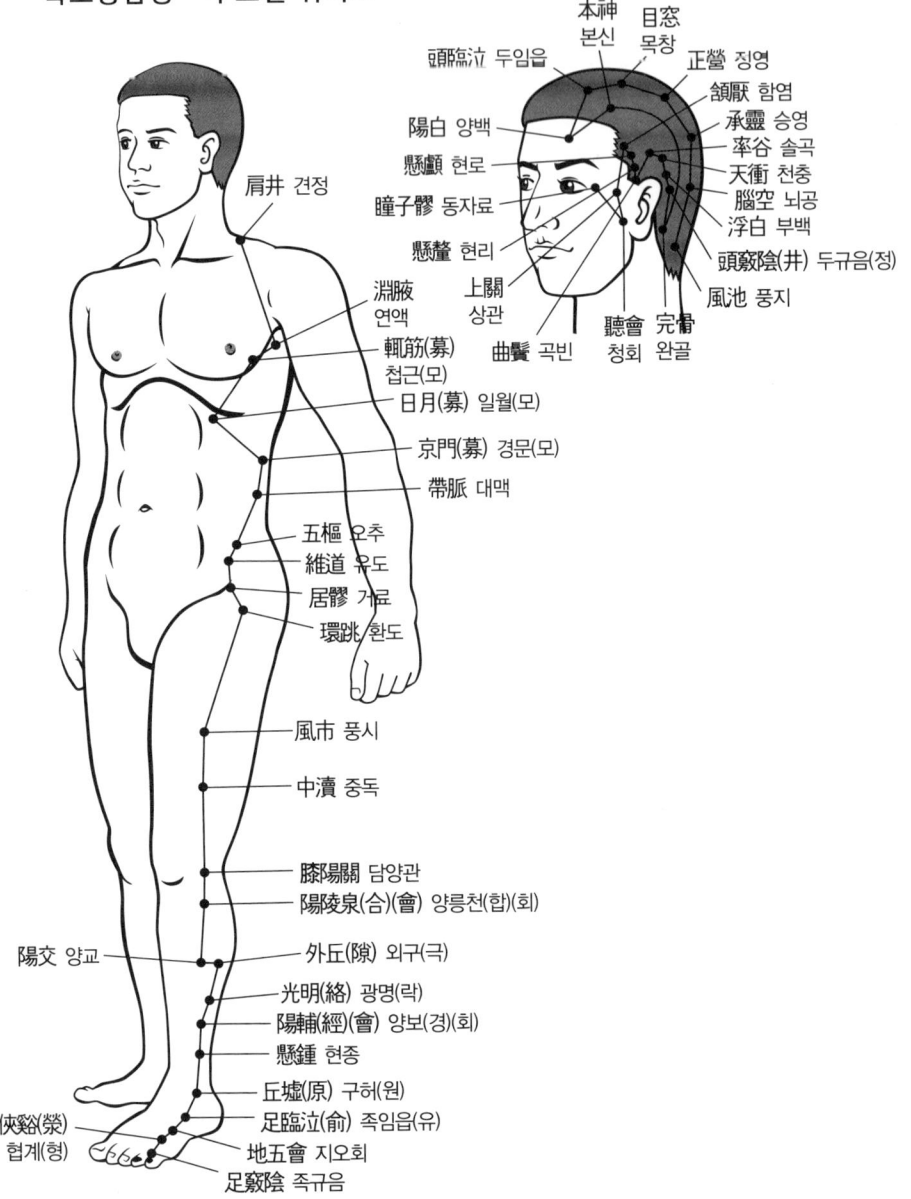

足少陽膽經의 主要穴 位置圖
족소양담경 주요혈 위치도

足厥陰肝經의 主要穴 位置圖
족궐음간경 주요혈 위치도

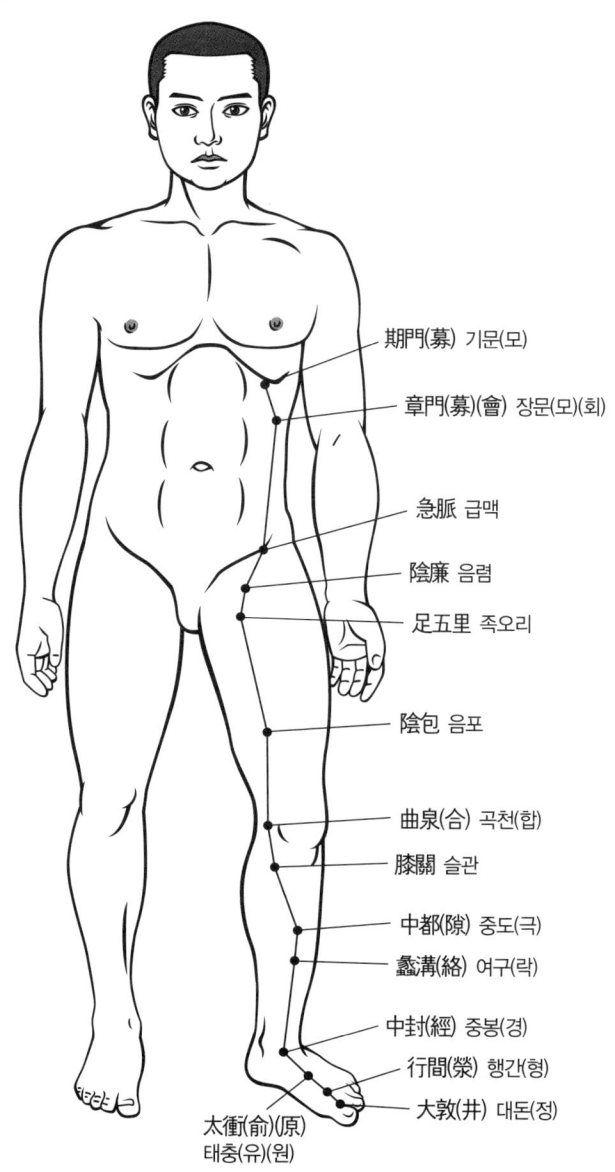

督脈의 主要穴 位置圖
독맥 주요혈 위치도

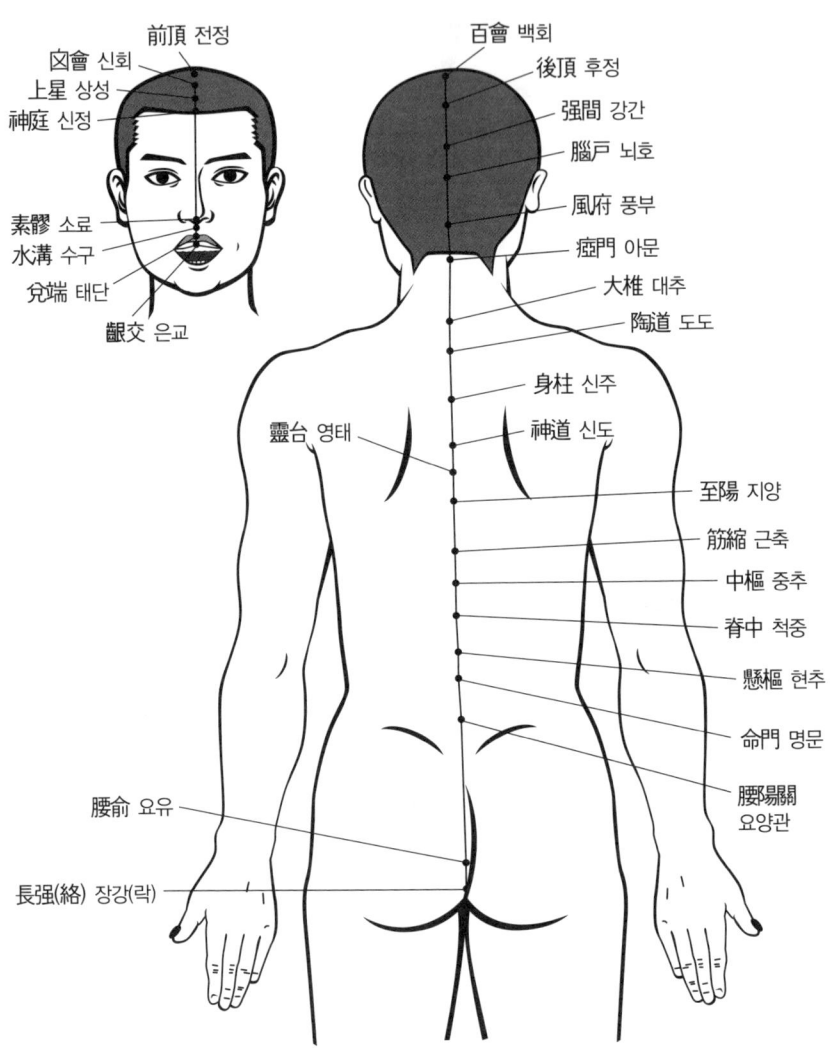

任脈의 主要穴 位置圖
임맥 주요혈 위치도

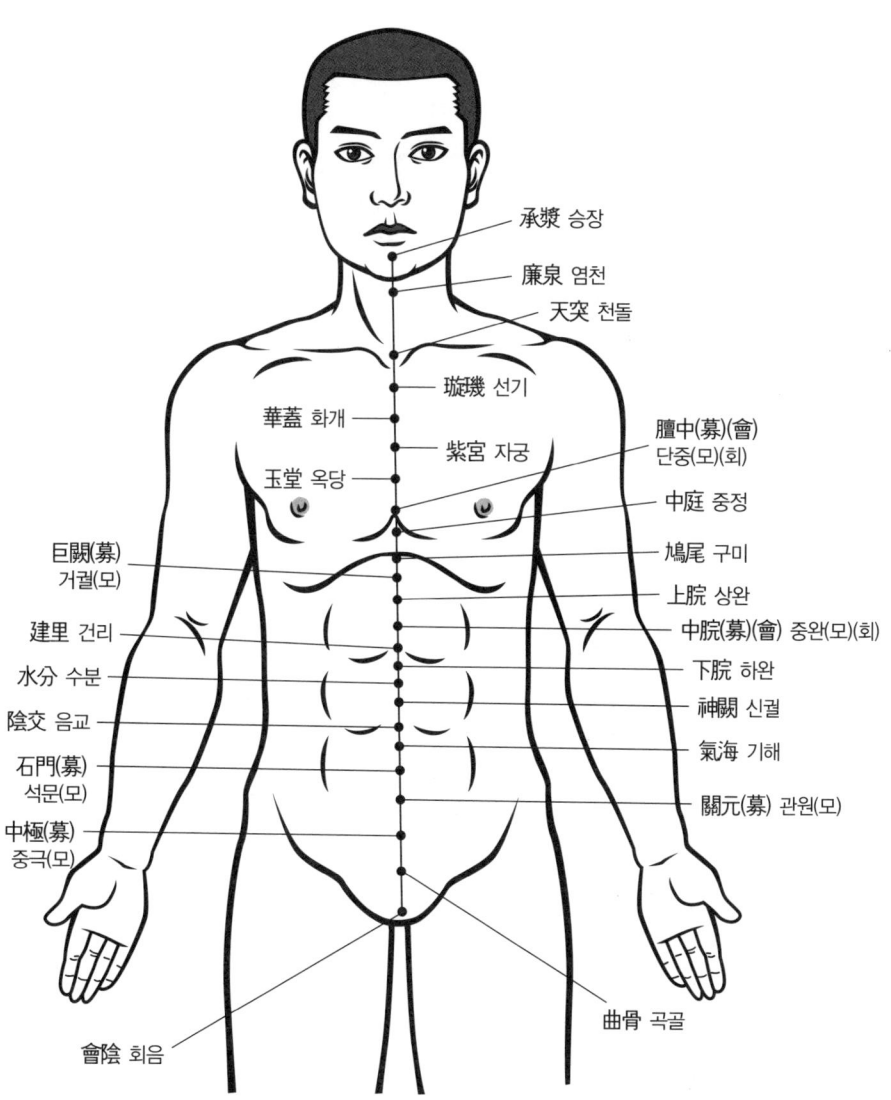

頭部側面經穴圖
두부측면경혈도

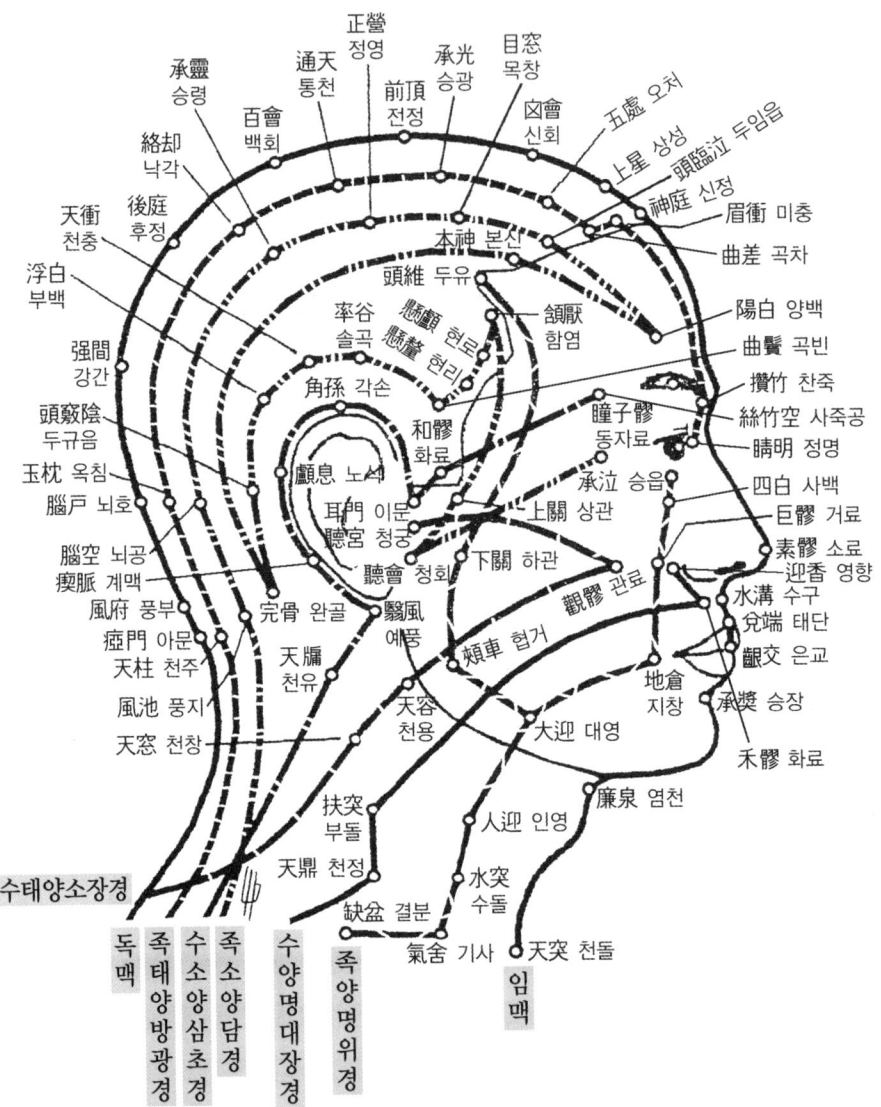

頭部前面經穴圖
두부 전면 경혈도

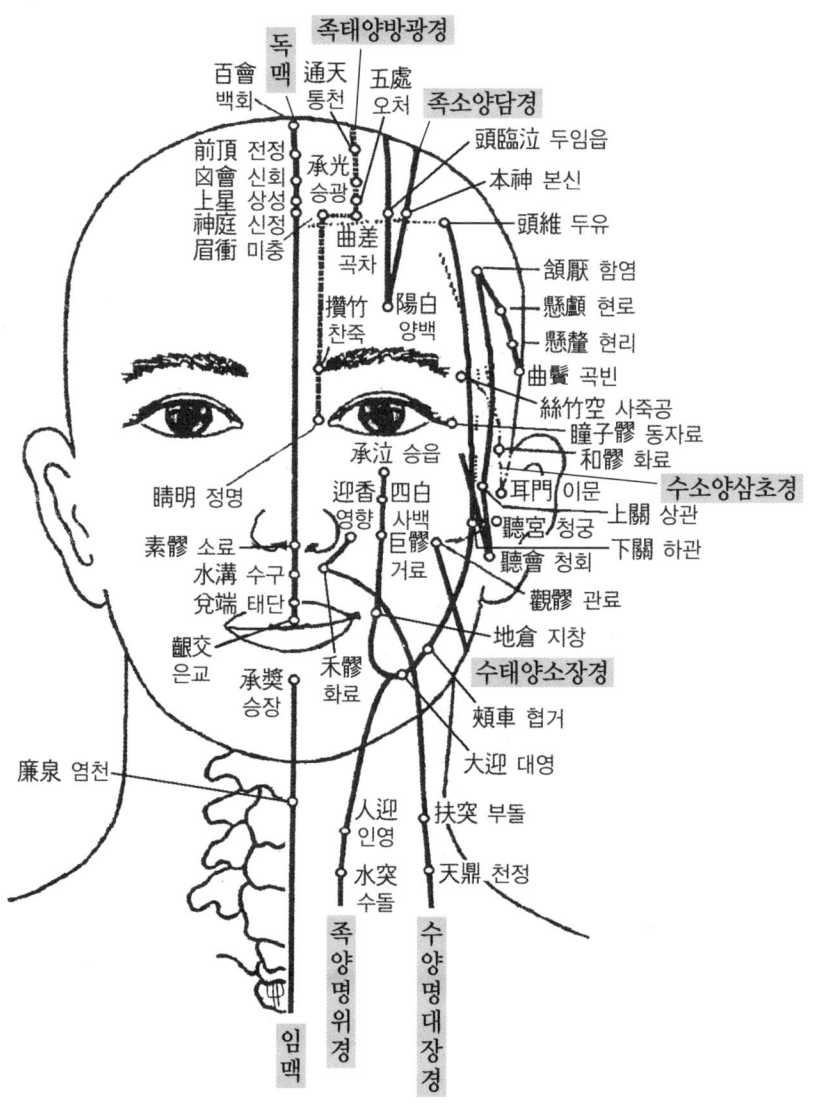

頭部後面經穴圖
두부후면경혈도

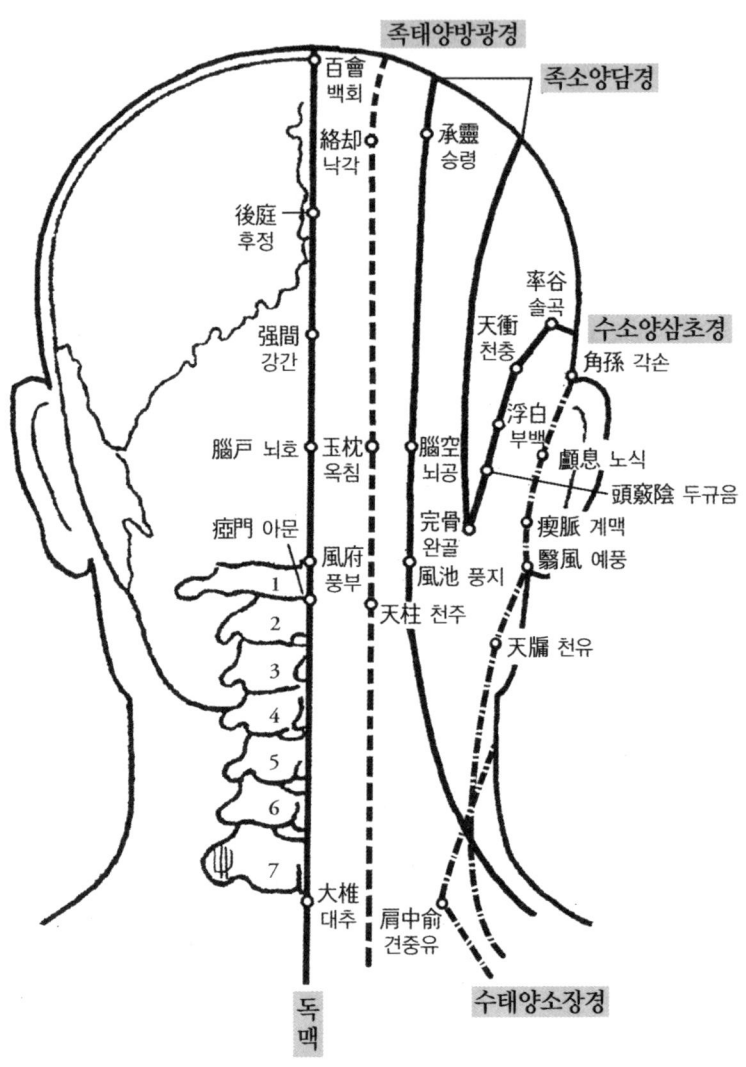

體幹後面經穴圖
체간후면경혈도

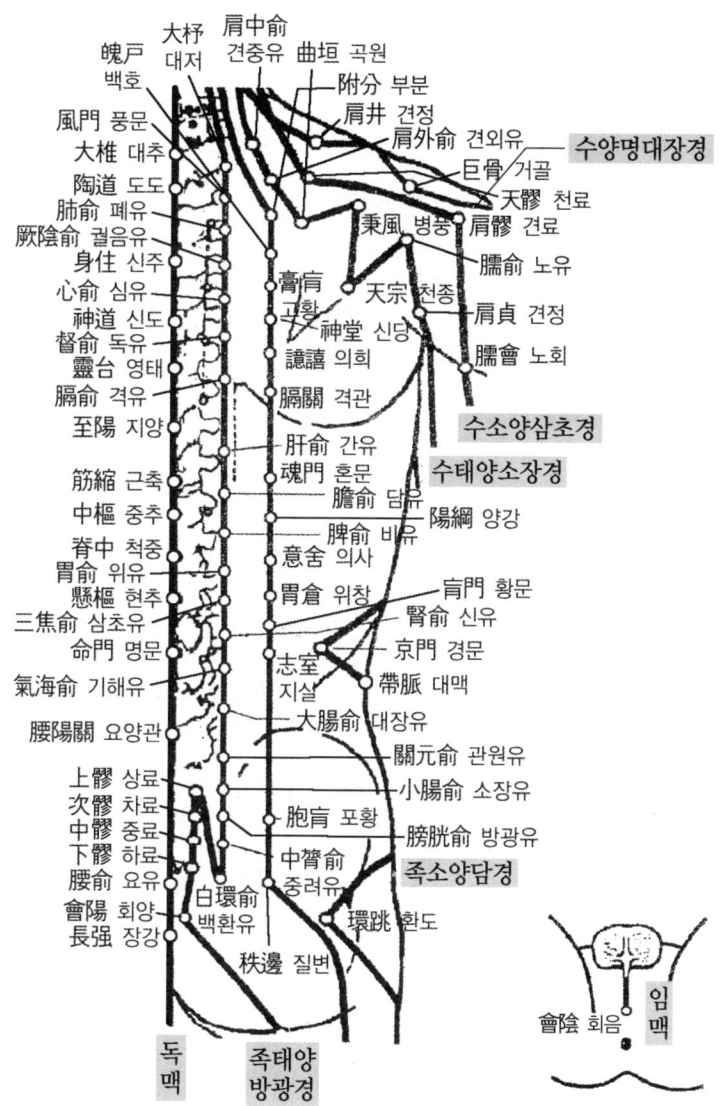

體幹側面經穴圖
체간측면경혈도

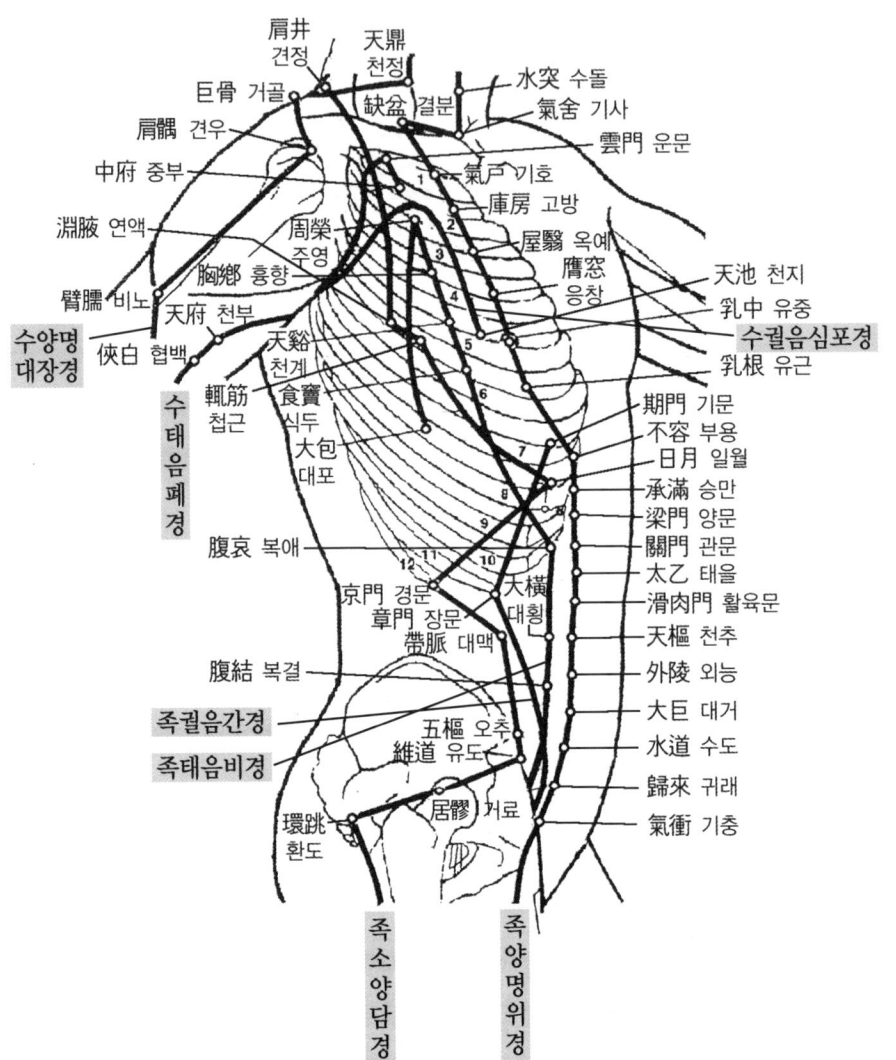

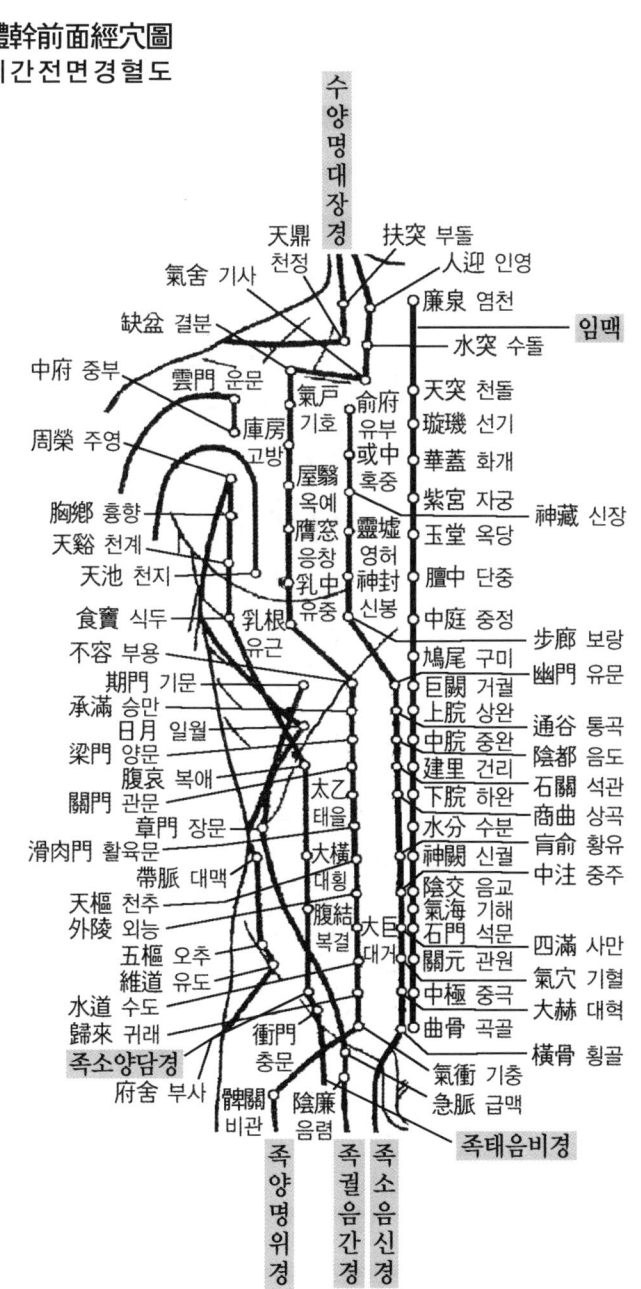

體幹前面經穴圖
체간전면경혈도

腕前面經穴圖
완전면경혈도

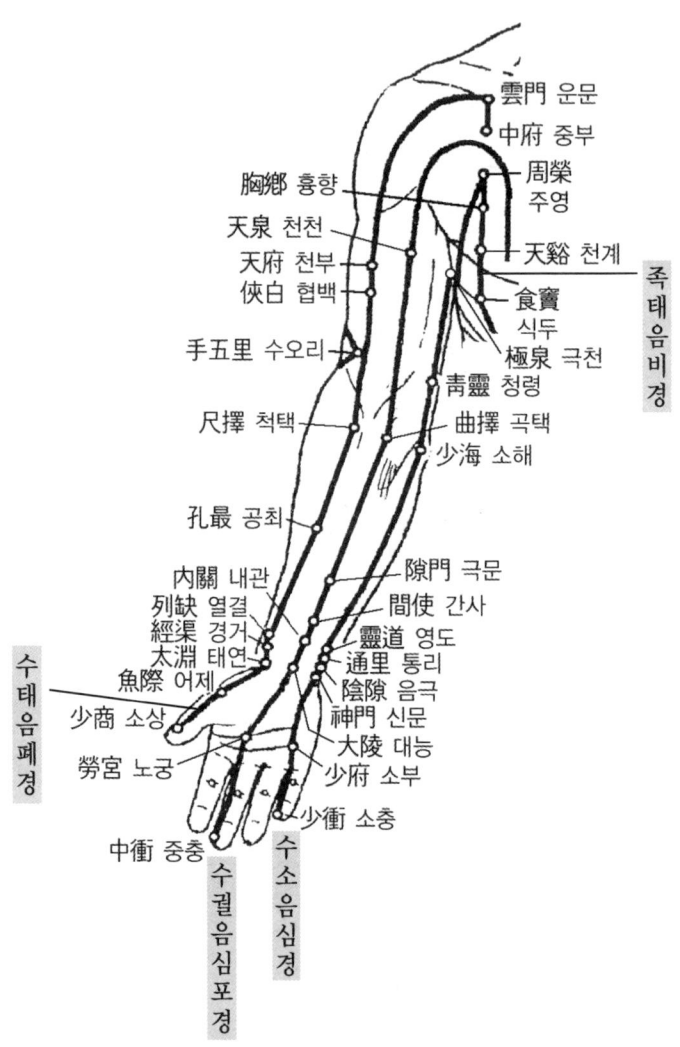

腕後面經穴圖
완후면경혈도

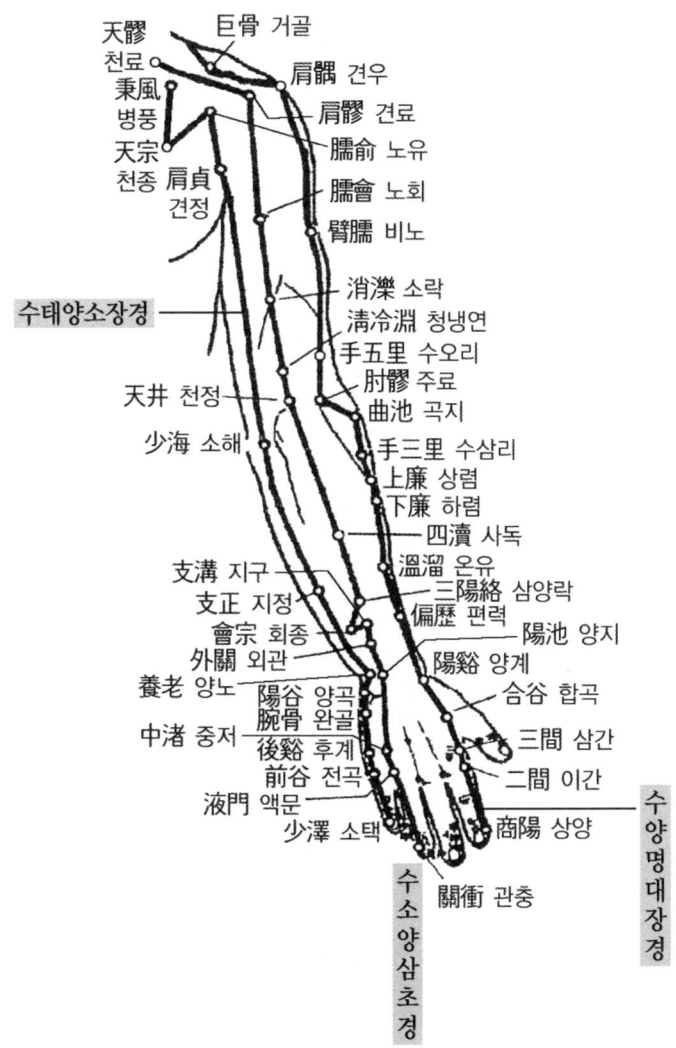

腿前面經穴圖
퇴전면경혈도

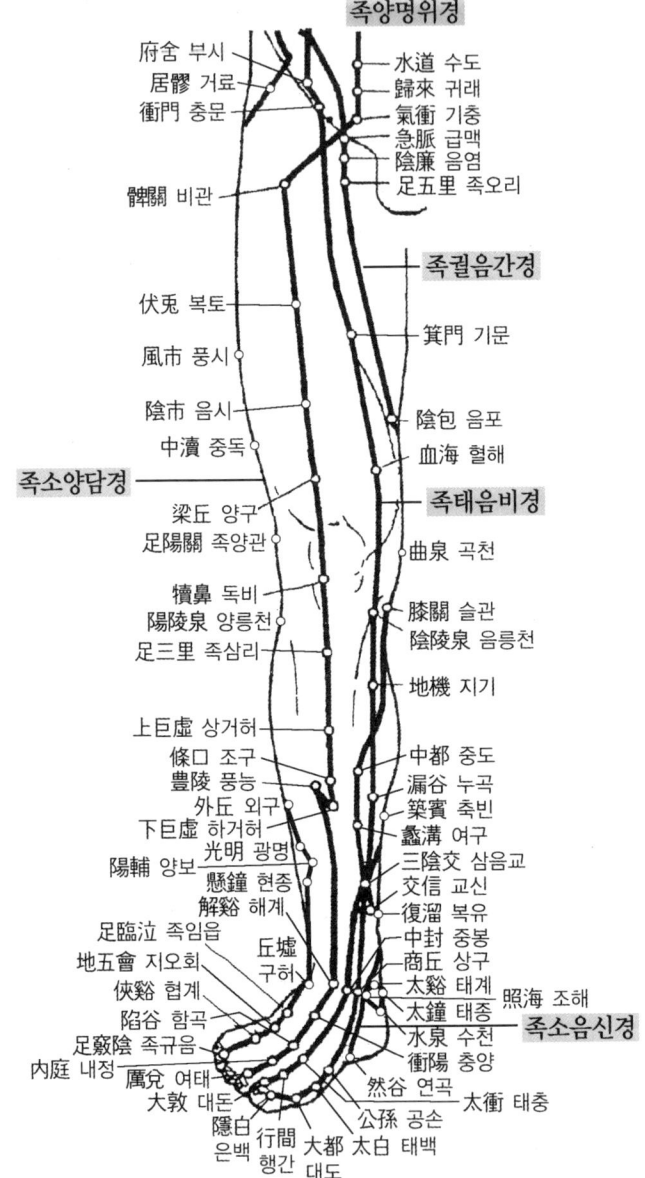

腿後面經穴圖
퇴후면경혈도

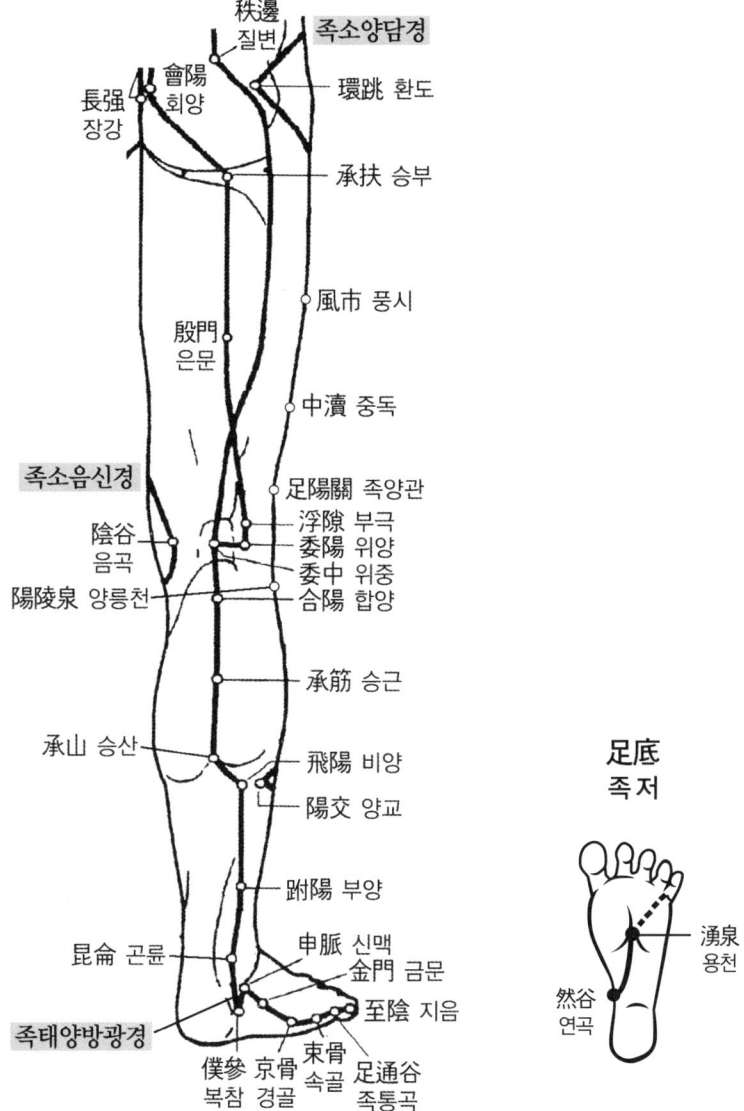

제4부

經絡病症 (경락병증)

1. 手太陰肺經 病症(수태음폐경 병증)

⊙ 肺經(폐경)은 본경뿐만 아니라 中脘(중완)·肝經(간경)·腎經(신경)·大腸(대장)·胃(위)·횡격막·肺(폐)·인후·기관지와도 직·간접적으로 연결되어 있어 탈이 나면 아래의 병증들이 나타난다.

⊙ 경락유주방향의 통증 및 이상감각·감기·해수·천식·인후병·호흡곤란·한열왕래·흉중창만·콧병·두통·흉통·폐병·견배통·상기병·수족마비·각기병·변비·묽은 대변·빈뇨·치질·피부병·사마귀·위장병·황달·간종양·담석통·늑막염·늑간신경통·복부창만·가래·심번心煩·손바닥 발열감.

2. 手陽明大腸經 病症(수양명대장경 병증)

⊙ 大腸經(대장경)은 본경뿐만 아니라 秉風(병풍)·大椎(대추)·缺盆(결분)·肺(폐)·횡격막·大腸(대장)·목·턱·아랫니·입술·地倉(지창)·人中(인중)·콧구멍·胃(위)와도 직·간접적으로 연결되어 있어 탈이 나면 아래의 병증들이 나타난다.

⊙ 경락유주방향의 통증 및 이상감각·배꼽부위통증·발열·구갈·인후통증·코피·하치통·목부위종창·견갑부통증·이동성 복통·설사·변비·인후건조증·편도선염·목임파선종·오한전율·감기초기·치질·직장출혈·각종 피부병(염증·종기·여드름·아토피 등)·안질·얼굴기미·수술 후 상처가 잘 아물지 않는 증상·턱부위 종양·천역喘逆·목적

통目赤痛 · 수족마비 · 중풍후유증 · 위장병.

3. 足陽明胃經 病症(족양명위경 병증)

◉ 胃經(위경)은 본경뿐만 아니라 迎香(영향) · 大腸經(대장경) · 睛明(정명) · 위턱 · 윗니 · 입술 · 神庭(신정) · 인후 · 大椎(대추) · 횡격막 · 中脘(중완) · 胃(위) · 脾(비) · 서혜부 · 心(심) · 大腸(대장) · 小腸(소장)과도 직 · 간접적으로 연결되어 있어 탈이 나면 다음의 병증들을 띤다.

◉ 경락유주방향의 통증 및 이상감각 · 고열 · 학질 · 안면홍조 · 발한 · 정신혼미 · 우울증 · 정신병 · 오한 · 눈병 · 코피 · 코건조증 · 인후통 · 목부위종창 · 입술염증 · 구안와사 · 흉부통증 · 복창 · 복수 · 불면 · 당뇨병 · 황색소변 · 얼굴부종 · 피부병(두드러기 등) · 소화불량 · 위통 · 변비 · 상치통 · 정력부족 · 무릎통증 · 앞이마통증 · 인후병 · 축농증 · 식도병 · 구내염 · 권태증 · 코막힘 · 불면증 · 목통目痛.

4. 足太陰脾經 病症(족태음비경 병증)

◉ 脾經(비경)은 본경뿐만 아니라 관원 · 脾(비) · 胃(위) · 膽經(담경) · 肝經(간경) · 횡격막 · 식도 · 中府(중부) · 혀 · 心(심) · 肺(폐) · 小腸(소장) · 大腸(대장) · 배꼽과도 직 · 간접적으로 연결되어 있어 탈이 나면 다음의 병증들을 띤다.

◉ 경락유주방향의 통증 및 이상감각 · 위장병 · 만성피로감 · 설사 · 변비 · 권태감 · 머리 무거운 증상 · 두통 · 턱 부위 통

증·복창·트림·소화불량·구토·황달·다리부종·복명·배꼽부위 동계 및 압통·방귀 빈발·정력부족·혀가 굳는 증상·신장병·소변불리·위완통·복부덩어리 증상.

5. 手少陰心經 病症(수소음심경 병증)

⊙ 心經(심경)은 본경뿐만 아니라 心中(심중)·小腸(소장)·肺(폐)·腎(신)·식도·눈과도 직·간접적으로 연결되어 있어 탈이 나면 다음의 병증들이 나타난다.

⊙ 경락유주방향 통증 및 이상감각·배꼽부위 동계·눈 통증·어지럼증·손바닥 열감과 통증·수족냉증·신열身熱·두통·가슴과 등의 통증·목마름·겨드랑이 통증·호흡곤란·불면증·정신장애·졸도·구내염·혀의 병·변비·불안감·잘 놀람·꿈 많음·몽유병·중풍불어·심장병·신경쇠약증·빈혈증·부인하혈·상습낙태·불임·무월경·혈부족증·소심증·목황目黃·심번心煩·잘 슬퍼하고 웃는 증상.

6. 手太陽小腸經 病症(수태양소장경 병증)

⊙ 小腸經(소장경)은 본경뿐만 아니라 膀胱經(방광경)의 附分(부분)·大杼(대저)·督脈(독맥)의 大椎(대추)·心(심)·식도·횡격막·胃(위)·上脘(상완)·中脘(중완)·小腸(소장)·瞳子髎(동자료)·耳中(이중)·睛明(정명)·광대뼈(뺨 부위)와도 직·간접적으로 연결되어 있어 탈이 나면 다음의 병증들을 띤다.

⊙ 경락유주방향 통증 및 이상감각·뺨 부위의 통증·아래턱 부

위의 통증 · 구내염 · 혀의 병 · 눈물이 흐르는 병 · 목 부위 강직 · 하복부창만통증 및 허리 쪽으로의 방산통 · 하복부통 및 고환견인감 · 설사 · 변비 · 인후통 · 사지한랭 · 위장병 · 월경불순 · 무월경 · 상습낙태 · 불임증 · 하혈 · 빈혈증 · 소화불량으로 인한 흉고胸苦 및 불면증 · 편두통 · 귓병 · 눈병.

7. 足太陽膀胱經 病症(족태양방광경 병증)

⊙ 膀胱經(방광경)은 본경뿐만 아니라 神庭(신정) · 頭臨泣(두임읍) · 百會(백회) · 膽經(담경)의 머리부위 경혈 · 뇌 · 大椎(대추) · 陶道(도도) · 腎(신) · 膀胱(방광) · 環跳(환도) · 心(심)과 직 · 간접적으로 연결되어 있어 탈이 나면 다음의 병증들을 띤다.

⊙ 경락유주방향 통증 및 이상감각 · 한열두통 · 목강직통증 · 코막힘 · 눈 통증 및 눈물 흘리는 증상 · 코피 · 건망증 · 어지럼증 · 요통 · 좌골신경통 · 치질 · 견응통 · 간질 · 상기증 · 중풍 · 이명 · 뇌막염 · 기타 뇌증상 · 척추냉증 · 하복부 팽만 및 통증 · 소변불리 · 소변불통 · 유뇨 · 의식장애 · 눈병 · 눈의 안쪽병(목내자병目內眥病).

8. 足少陰腎經 病症(족소음신경 병증)

⊙ 腎經(신경)은 본경뿐만 아니라 三陰交(삼음교) · 長强(장강) · 督脈(독맥) · 腎(신) · 膀胱(방광) · 관원 · 중극 · 任脈(임맥) · 肝(간) · 肺(폐) · 인후 · 혀 · 心(심) · 膻中(전중)과도 직 · 간접

적으로 연결되어 있어 탈이 나면 다음의 병증을 띤다.
- ⊙ 경락유주방향 통증 및 이상감각 · 척추통증 · 요통 · 다리가 차가워지거나 무려해지는 증상 · 입마름증상 · 인후통 · 어지럼증 · 안면부종 · 어두운 회색의 얼굴빛 · 약시 · 난시 · 호흡곤란 · 기면증 · 심번 · 설사 · 변비 · 복부팽만증 · 정력부족 · 오심구토 · 하복부통 · 수족한랭 · 신경쇠약 · 두려움증 · 천식 · 폐결핵 · 하혈 · 각혈 · 토혈 · 건망증 · 상기증 · 발바닥 열감 및 통증 · 골막염 · 척수염 · 도한 · 빈뇨 · 이명 · 이통 · 중풍 · 고혈압 · 당뇨병 · 만성피로 · 식욕부진.

9. 手厥陰心包經 病症(수궐음심포경 병증)

- ⊙ 心包經(심포경)은 본경뿐만 아니라 膻中(전중) · 횡격막 · 上脘(상완) · 中脘(중완) · 下脘(하완) · 三焦(삼초)와도 직 · 간접적으로 연결되어 있어 탈이 나면 다음의 병증들을 띠게 된다.
- ⊙ 경락유주방향 통증 및 이상감각 · 손바닥열감 · 헛소리 · 목 강직 · 수족경련 · 안면홍조 · 눈 통증 · 액와부종창 · 의식장애 · 심번 · 흉부와 협륵부 팽만감 · 심계 · 심장통증 · 정신이상 · 늑간신경통 · 협심증 · 구창 · 구안와사 · 목적目赤 · 동계動悸 · 설불능언舌不能言.

10. 手少陽三焦經 病症(수소양삼초경 병증)

- ⊙ 三焦經(삼초경)은 본경뿐만 아니라 秉風(병풍) · 大椎(대추) · 肩井(견정) · 膻中(전중) · 心包(심포) · 횡격막 · 三焦(삼초) ·

缺盆(결분)·목·聽宮(청궁)·눈과도 직·간접적으로 연결되어 있어 탈이 나면 다음의 병증들을 띤다.

⊙ 경락유주방향 통증 및 이상감각·인후부 종양 및 통증·뺨 부위 통증·눈이 붉어지면서 아픔·귓병·복부팽만·아랫배 창만증·소변불통·빈뇨·유뇨·수종·월경불순·각종 부인병·편도선염·삼차신경통·편두통·눈바깥쪽 통증·이명·이롱·편도선비대·한자출汗自出·부종·거의 모든 질병.

※ 耳鳴(이명): 소장과 삼초경의 이명은 氣逆(기역)이라 난치가 아니고, 腎虛精脫(신허정탈)의 이명은 난치이다.

11. 足少陽膽經 病症(족소양담경 병증)

⊙ 膽經(담경)은 본경뿐만 아니라 頭維(두유)·角孫(각손)·天容(천용)·大椎(대추)·秉風(병풍)·缺盆(결분)·耳中(이중)·頰車(협거)·天池(천지)·횡격막·肝(간)·膽(담)·서혜부·음모 주위·대퇴골대전자·章門(장문)·上髎(상료)·下髎(하료)·心(심)과도 직·간접적으로 연결되어 있어 탈이 나면 다음의 병증들을 띤다.

⊙ 경락유주방향 통증 및 이상감각·한열왕래·편두통·학질·눈 통증·어두운 회색의 얼굴빛·하악통·액와부의 종창·목임파절결핵·난청·협륵부 통증·구토·흉통·구고口苦·한숨·기미·기름기 없는 피부·화를 잘 냄·늑막염·늑간

신경통 · 양측두통 · 삼차신경통 · 목적目赤 · 목중통目中痛 · 좌골신경통 · 인후불쾌감 · 가래 · 천식 · 고혈압 · 히스테리 · 축농증 · 소화불량 · 복부창민 · 목황目黃 · 어시럼증 · 목무력 目無力 · 지절통肢節痛 · 어지러워 쓰러질 듯한 증상 · 마음의 안정감이 없고 화를 잘 내는 증상 · 신체측면병 · 조증燥症 · 턱병 · 골병骨病 · 눈의 바깥쪽 병(목외자병目外眥病).

12. 足厥陰肝經 病症(족궐음간경 병증)

⊙ 肝經(간경)은 본경뿐만 아니라 三陰交(삼음교) · 衝門(충문) · 府舍(부사) · 생식기 · 관원 · 胃(위) · 肝(간) · 膽(담) · 횡격 막 · 협륵부 · 인후 · 기관지 · 눈 주위 조직 · 정수리 · 입술 · 肺(폐) · 腎(신) · 뇌와도 직 · 간접적으로 연결되어 있어 탈이 나면 다음의 병증을 띤다.

⊙ 경락유주방향 통증 및 이상감각 · 두통 · 어지럼증 · 난시 · 약 시 · 이명 · 수족경련 · 발열 · 협륵창만증 및 통증 · 복부종 양 · 복통 · 흉완부갑갑증 · 구토 · 황달 · 매핵기梅核氣 · 아랫 배통증 · 유뇨 · 소변불통 · 황색소변 · 미소화변 · 맹장염 · 중 풍 · 혀가 굳어 말을 못하는 증상 · 전근轉筋 · 화를 잘 내는 증 상 · 히스테리 · 일어설 때 어지러운 증상 · 신경쇠약 · 공포 감 · 생식기병 · 매독 · 정력부족 · 부인병 일체 · 굴신이 힘든 요통 · 기미 · 탈장 · 설사 · 담석증 · 간장병 · 어혈통증 · 한열 왕래 · 전신무력증 · 수족무력 · 위장병 · 소화불량 · 구역질 · 간질 · 목적目赤 · 시력감퇴 · 윤기가 없는 얼굴빛 · 부인소복

통·산증【疝症: 아랫배와 고환이 붓고 아픈 병; 산기疝氣; 퇴산(㿉疝 또는 㿗疝); 음낭 헤르니아 또는 고환염】·호산【狐疝: 서혜부 헤르니아】

13. 督脈 病症(독맥 병증)

⊙ 督脈(독맥)의 기운이 탈나면 척수병(척수염 등)이 생겨 방광과 직장이 마비되어 대소변이 불통된다. 그 외 불임증·요폐·요실금·유뇨·치질 등이 생긴다. 이들 증상을 치료하려면, 丹田(단전)이라는 별명이 붙은 경혈(배꼽 아래의 음교·기해·석문·관원)을 다스리는 것이 긴요하다.

⊙ 독맥은 뇌와 척추 부위에 분포되고 정수리에서 肝經(간경)과 만나므로 독맥의 기운이 탈나면 척추강직증과 뇌질환이 초래된다(머리가 무겁고 어지러운 증상·정신질환·간질 등의 뇌질환이 일어난다).

⊙ 독맥은 본경뿐만 아니라 肝經(간경)·腎經(신경)·膀胱經(방광경)·心(심)·생식기·입술·눈과도 관련이 깊다.

14. 任脈 病症(임맥 병증)

⊙ 任脈(임맥)은 본경뿐만 아니라 뺨과 눈과도 관련이 깊다. 그리고 胞中(포중: 자궁)에서 척추를 관통하여 위쪽으로 순행하기도 한다.

⊙ 임맥은 陰經(음경)의 脈氣(맥기)가 모이는 곳이므로 임맥에 탈이 나면 주로 肝(간)·腎(신)·脾(비) 계통의 증상이 나타난다.

【足三陰經(족삼음경)은 모두 하복부를 순행하면서 임맥에 예속되어 있다.】
- 임맥은 임신에 중요한 자용을 하며 자궁과 밀접한 관계가 있다.
- 임맥의 기운이 탈나면 여자의 경우 대하·불임·적취, 남자의 경우 적취·서혜부 헤르니아·음낭 헤르니아·고환염 등의 증상이 나타난다.

제5부

혈액형체질
鍼道(침도)

鍼(침), 그 orgasm!

⊙ "세상의 본질은 육안으로 안 보여. 심안이어야 볼 수 있어."
 (『어린왕자』)

육안(肉眼; 色(색); 입자)의 열쇠는 심안(心眼; 空(공); 파동)이다.

인체의 핵심이자 엔진인 장부臟腑는 色이요, 장부의 숨길인 경락經絡은 空이다. 그래서 臟腑의 열쇠는 經絡(경락)이다.

그리고 모든 생명[色]에게 가장 중요한 공기[空氣; 空]가 무진장한 최고급 에너지이듯이, 경락의 에너지인 경기經氣도 인체의 최고급 에너지이다.

따라서 인체의 최고급 에너지가 흐르는 길[道]인 경락을 다스리는 鍼(침)은, 인류가 개발한 최고의 치료법이다. (의학의 高手(고수)들은 경락요법의 핵심인 鍼에 주목할 수밖에 없다.)

⊙ 鍼은 이제 術이 아니라 道다. 침끝도 空이요, 침자리인 경혈도 空이니 침을 제대로 놓는다는 것은 한마디로 道의 경지다. 그리고 제대로 놓는 鍼은 최고의 치료법이자 최고의 황홀경이다. 침을 통하여 道通(도통)해서 자신과 가족의 건강을 지키고 한의원의 품격을 높이고 싶은가?

우리를 자유케 하는 진리(정보 중의 정보)는 알고 보면 쉽고 간단하여 따르기 쉽고 오래간다.

혈액형체질 침도鍼道가 그러한 정보 중의 정보이며 쉽고 간단하여 오래간다.

그리고 鍼의 orgasm은 기도를 드리는 것처럼 스스로 자기를 비우는 데서 비롯된다. 그 orgasm을 맛보면 난치병도 잘 낫는다.

◉ Orgasm

orgasm은 자기를 비움으로써 얻는 황홀경.

기도란, 영혼의 호흡이자 스스로 자기를 비워서 얻는 인생의 orgasm.

鍼(침)이란, 영혼의 길인 경락을 틔워서 얻는 치유의 orgasm.

◉ '혈액형체질 침도'를 시술받으면 온몸이 텅 빈 충만이 되어 기도도 잘 되고 치유의 성령이 깃들어 난치병의 숨통이 트인다.

◉ '혈액형체질 침도'는 부작용이 없다. 침 몸살도 없다. (단, 혈액형을 잘못 알아서 시술받으면 심각한 부작용이 난다. 그때는 혈액형을 정확히 검사해서 시술받으면 회복된다.)

◉ '혈액형체질 침도'를 정식으로 시술받으면 웬만한 난치병들은 '백년 산삼 효험'을 볼 수 있다. (빠르면 1번 만에, 늦어도 21번 만에 그 효험을 볼 수 있다.)

陰陽五行六氣本色(음양오행육기본색)

⊙ 한의학 패러다임의 근본원리인 陰陽·五行·六氣의 숨은 뜻을 제대로 알아야만, 한의과 대학에서 배운 한의학의 한계를 넘어 이 시대의 난치병을 잘 다스릴 수 있다. 그러려면 다음 대명제의 뜻을 헤아려야 한다.
  • '의학'은 한마디로 '농사'다.
    그리고 농사짓는 원리는 세상의 큰 근본이다.
    (農者天下之大本也; 농자천하지대본야)
  • '한의학'이라는 농사의 필수조건(밑천)·필수원리가 바로 陰陽·五行·六氣이다.

⊙ 陰(음): 마이너스·이브·달·밤·물·너트·실린더
  陽(양): 플러스·아담·해·낮·불·볼트·피스톤

五行(오행)	六氣(육기)	농사와의 관계
水(수)	寒(한)	농사의 결정적 조건
火(화)	熱(열)	
金(금)	燥(조)	
土(토)	濕(습)	
木(목)	風(풍)	농사의 결과물(생명)을 상징

※ 五運(오운): 五行(오행)의 기운

⊙ 농사의 결정적 조건인 寒(水)·熱(火)·燥(金)·濕(土)과 혈액형 체질과의 관계를 밝힌다.

> A형: 濕强燥弱(습강조약) 체질; 강음체질
> B형: 寒强熱弱(한강열약) 체질; 약음체질
> AB형: 燥强濕弱(조강습약) 체질; 강양체질
> O형: 熱强寒弱(열강한약) 체질; 약양체질

⊙ 六氣(육기)

六氣(육기)
太陰(태음): 濕(습)
少陰(소음): 暑(서)
厥陰(궐음): 風(풍)
少陽(소양): 火(화)
太陽(태양): 寒(한)
陽明(양명): 燥(조)

⊙ 五運(오운)과 六氣(육기)의 관계

五運(五行): 하드웨어(틀)·계절·물질·十干(십간)·臟腑(장부)·身(신)

六氣: 소프트웨어(내용)·계절의 날씨·五行이라는 물질 속의 에너지 속성·十二支(십이지)·經絡(경락)·心(심)

六氣(육기: 계절의 날씨)		五運(오운: 계절)	
太陰(태음)	濕(습)	土(토)	환절기
少陰(소음)	暑(서)	君火(군화)	여름
厥陰(궐음)	風(풍)	木(목)	봄
少陽(소양)	火(화)	相火(상화)	
太陽(태양)	寒(한)	水(수)	겨울
陽明(양명)	燥(조)	金(금)	가을

五行(오행) 분류표

五行分類擧例表(오행분류거례표)

- 自然方面(자연방면)

五行 (오행)	五味 (오미)	五音 (오음)	五性 (오성)	季節 (계절)	氣候 (기후)	方位 (방위)	生物發展 (생물발전)	五色 (오색)
木(목)	酸(산)	角(각)	收(수)	春(춘)	風(풍)	東(동)	生(생)	靑(청)
火(화)	苦(고)	徵(치)	堅(견)	夏(하)	暑(서)	南(남)	長(장)	紅(홍)
土(토)	甘(감)	宮(궁)	緩(완)	長夏 (장하)	濕(습)	中(중)	化(화)	黃(황)
金(금)	辛(신)	商(상)	散(산)	秋(추)	燥(조)	西(서)	收(수)	白(백)
水(수)	鹹(함)	羽(우)	軟(연)	冬(동)	寒(한)	北(북)	藏(장)	黑(흑)

- 人體方面(인체방면)

五行 (오행)	臟腑 (장부)		五官 (오관)	組織 (조직)	情志 (정지)
木(목)	肝(간)	膽(담)	目(목)	筋(근)	怒(노)
火(화)	心(심)	小腸(소장)	舌(설)	脈(맥)	喜(희)
土(토)	脾(비)	胃(위)	口(구)	肉(육)	思(사)
金(금)	肺(폐)	大腸(대장)	鼻(비)	皮毛(피모)	悲(비)
水(수)	腎(신)	膀胱(방광)	耳(이)	骨(골)	恐(공)

五行生剋論本色(오행생극론본색)

⊙ 인드라넷Indranet
우주 삼라만상의 본색(정체)을 **하나의 유기적 생명공동체**로 인식하는 불교화엄경 철학. 그래서 **천지인天地人 모두가 더불어 사는 길만이 우주의 진면목**이라고 본다.

- ⊙ 남녀노소 · 동서양인 · 종교의 장벽을 가리지 않고 일어나는 사람 몸의 공통적인 生理(생리: 삶의 이치; 살 수 있는 이치)는?
  ; 세포 · 장부 · 경락 · 신경 · 혈관 시스템의 자발적 협력과 나눔!

- ⊙ 불교인의 몸 · 기독교인의 몸을 가리지 않고 일어나는 사람 몸의 공통적인 病理(병리: 병에 걸리는 이치)는?
  ; 세포 · 장부 · 경락 · 신경 · 혈관 시스템의 나 홀로 자유와 독점!

※ 이하 내용은 『8체질 의학의 원리』(주석원, 통나무, 2007)가 출전임.
- 相生(상생): 동조한다(to synchronize) 또는 공명한다(to resonate)는 뜻. 즉 상생관계에 있는 양자 중 일자가 증가하면 그에 동조하여 타자도 증가하고, 일자가 감소하면 그에 동조하여 타자도 감소하는 관계.
- 相剋(상극): 반대한다(to oppose) 또는 길항한다(to antagonize)는 뜻. 즉 상극관계에 있는 양자 중 일자가 증가하면 타자는 감소하고, 일자가 감소하면 타자는 증가하는 관계.
- 따라서 상생이 무조건 상대를 강화시키지도 않고, 상극이 항상 상대를 억제하는 것도 아니다. 상생이 반대로 상대를 약화시킬 수도 있고, 상극이 상대를 강화시킬 수도 있다.
- 전통 한의학의 오행생극론은 그 작용이 주로 일방향성이다. 그러나 위의 내용들을 밑천으로 해서 오행생극론의 본색을 추론하면 오행생극론의 작용은 양방향성이 된다.

- 오행생극론의 양방향성 작용론의 상세한 내용은 주석원 님의 『8체질 의학의 원리』 66쪽·94쪽을 참고할 것! 다음의 그림은 94쪽에 나온다.

- 다음의 그림에서 심포와 삼초는, 오장오부의 개별적 작용을 인체라는 유기체의 전체적 관점에서 통합 조절하여, 인체의 모든 기관이 최적으로 제어된 통일기능을 수행하도록 한다. (위의 책 95~96쪽)

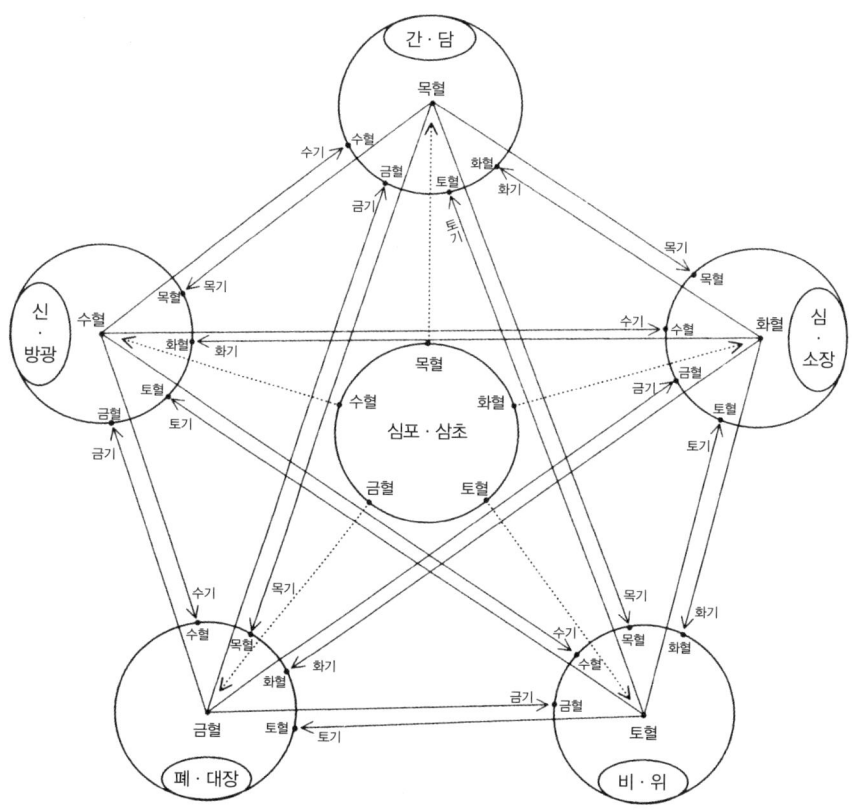

오장오부 상호간의 기의 흐름도
오행의 상생상극관계가 오장오부로부터 생성된 오기들의 구체적 흐름으로
정밀하게 도시되어 있다. 한의학의 오행상생상극이론의 결정판이다.

經絡本色(경락본색)

※ 출전: 김홍경 님의 『사암침법으로 푼 경락의 신비』(식물추장, 2001)

⦿ 경락의 명칭에는 五運六氣(오운육기)의 뜻이 함께 내포.
- 手太陰肺經(수태음폐경)의 뜻

　　肺經(폐경): 五運(오운); 金(금); 틀(형식); 계절

　　太陰: 六氣(육기); 濕(습); 내용; 계절의 날씨

⦿ 오운육기와 장부·경락과의 관계

五運(오운: 계절)		臟腑(장부)	六氣(육기: 계절의 날씨)		經絡(경락)
木(목)	봄	간·담	厥陰(궐음)	風(풍)	간·심포
君火(군화)	여름	심·소장	少陰(소음)	暑(서)	심·신
土(토)	환절기	비·위	太陰(태음)	濕(습)	비·폐
相火(상화)		심포·삼초	少陽(소양)	火(화)	담·삼초
金(금)	가을	폐·대장	陽明(양명)	燥(조)	위·대장
水(수)	겨울	신·방광	太陽(태양)	寒(한)	소장·방광

⦿ 　足太陽(족태양) 방광경
- 五運(오운) = 水(수)
- 六氣(육기) = 太陽寒水
　　　　　　(태양한수)
- 본색 = 물 속의 물

과

　足小陰(족소음) 신경
- 五運(오운) = 水(수)
- 六氣(육기) = 小陰君火
　　　　　　(소음군화)
- 본색 = 물 속의 불(술)

의 구별

◉ 경락은 인체의 최고급 에너지가 흐르는 길이다.
  따라서 경락을 이용한 치료법은 최고급 치료법이다.

◉ 경락은 영혼의 집이요 길이다.
  그리고 경락은 '성령이 임재하시는 길이요 방법'(The way of The Holy Spirit)이다.

※ 본서에 나오는 경락과 경혈에 대해서 공부를 열심히 해서 달통하시길! 경락과 경혈엔, '내 안의 천하명의 허준 선생'을 깨우는 숨통이 숨어 있고, '백년 산삼 효험'의 숨길이 숨어 있다. (내 안에 나를 살리는 무진장 보물이 경락과 경혈 시스템으로 숨겨져 있다.)

※ 경락 · 경혈 공부를 효율적으로 하려면,
  첫째, 본서를 정독하고,
  둘째, 『경혈학 총서』(성보사) · 『동씨침구학』(일중사) · 『혈 · 도해임상취혈』(전국의학사)을 정독하고,
  셋째, 다시 본서로 돌아와 정리하면 되는데, 최고의 첩경은 필자의 강의를 통한 공부이다. (본서의 경락 · 경혈 정보는 위의 책들을 크게 참고한 것이다.)

※ 생명 시스템, 그것에 대해서는 '하늘 아래 새것이 없다(『성서』)'이다.

생명 시스템, 그 숨겨진 질서를 보려면 경락·경혈 공부는 필수적이다. 경락·경혈 공부는 꼭 한의과 대학에 가야만 할 수 있는 것이 절대 아니다. 어릴 때부터 생명 시스템 교육 차원에서 경락·경혈 공부를 시켜야 한다. 중고등학교부터 '경락·경혈' 공부를 시키면 건강이 증진되고 학습효과가 배가된다. 아니, 초등학교부터 '경락·경혈' 공부를 시키는 것이 더 좋지 않을까? 득도한 선조들께서 경락과 경혈 시스템을 그림으로 그리고 그 효능을 하나하나 밝힌 업적이 참으로 경이롭다.

天符經絡(천부경락)·天符穴(천부혈)

⊙ 五運(오운)과 六氣(육기)의 배속이 같은 경락을 천부경락이라 하고, 경혈을 천부혈이라 한다. 천부경락과 천부혈의 치료효과는 지대하다.

1. 足厥陰肝經(족궐음간경)의 大敦(대돈)

〔오운과 육기 모두 木(목)〕

- **대돈:** 간질 · 혈뇨 · 붕루 · 구급소생 · 유뇨 · 고환염 · 음탈 · 월경불순 · 감기몸살 · 각종 암

2. 手少陰心經(수소음심경)의 少府(소부)

〔오운과 육기 모두 火(화)〕

- **소부:** 심장통 · 부정맥 · 히스테리 · 음탈 · 음부소양 · 식중독 · 류머티스 · 소변불리 · 소화불량 · 체증 · 심번 · 감기몸살 · 각종 암

3. 手少陽三焦經(수소양삼초경)의 支溝(지구)

〔오운과 육기가 모두 相火(상화)〕

- **지구:** 협심통 · 늑간신경통 · 인후염 · 변비 · 눈 통증 · 이명 · 이롱 · 실음 · 수종 · 부종 · 비만 · 감기몸살 · 각종 암

4. 足太陰脾經(족태음비경)의 太白(태백)

〔오운과 육기가 모두 土(토)〕

- **태백:** 두통 · 수종 · 부종 · 복창 · 위장병 · 설사 · 변비 · 이질 · 식중독 · 요통 · 치질 · 각기 · 비만 · 감기몸살 · 각종 암

5. 手陽明大腸經(수양명대장경)의 商陽(상양)

〔오운과 육기가 모두 金(금)〕

- **상양:** 중풍 · 고열 · 혼궐 · 치통 · 인후통 · 이롱 · 천식 · 시력감퇴 · 구내염 · 심번 · 감기몸살 · 각종 암

6. 足太陽膀胱經(족태양방광경)의 通谷(통곡)

〔오운과 육기가 모두 水(수)〕

- **통곡:** 두통 · 천식 · 코피 · 눈병 · 실음 · 목디스크 · 요통 · 만성소화불량 · 경풍 · 흉만 · 변비 · 설사 · 감기몸살 · 각종 암 · 뇌의 병

五行穴(오행혈)과 原穴(원혈)

臟(장) 腑(부)	井(정) 木(목) 金(금)	滎(형) 火(화) 水(수)	俞(유) 土(토) 木(목)	經(경) 金(금) 火(화)	合(합) 水(수) 土(토)	原穴 (원혈)
手太陰肺經 (수태음폐경)	少商 (소상)	魚際 (어제)	太淵 (태연)	經渠 (경거)	尺澤 (척택)	太淵 (태연)
手陽明大腸經 (수양명대장경)	商陽 (상양)	二間 (이간)	三間 (삼간)	陽谿 (양계)	曲池 (곡지)	合谷 (합곡)
足陽明胃經 (족양명위경)	厲兌 (여태)	內庭 (내정)	陷谷 (함곡)	解谿 (해계)	足三里 (족삼리)	衝陽 (충양)
足太陰脾經 (족태음비경)	隱白 (은백)	大都 (대도)	太白 (태백)	商丘 (상구)	陰陵泉 (음릉천)	太白 (태백)
手少陰心經 (수소음심경)	少衝 (소충)	少府 (소부)	神門 (신문)	靈道 (영도)	少海 (소해)	神門 (신문)
手太陽小腸經 (수태양소장경)	少澤 (소택)	前谷 (전곡)	後谿 (후계)	陽谷 (양곡)	小海 (소해)	腕骨 (완골)
足太陽膀胱經 (족태양방광경)	至陰 (지음)	通谷 (통곡)	束骨 (속골)	崑崙 (곤륜)	委中 (위중)	京骨 (경골)
足少陰腎經 (족소음신경)	湧泉 (용천)	然谷 (연곡)	太谿 (태계)	復溜 (부류)	陰谷 (음곡)	太谿 (태계)
手厥陰心包經 (수궐음심포경)	中衝 (중충)	勞宮 (노궁)	大陵 (대릉)	間使 (간사)	曲澤 (곡택)	大陵 (대릉)
手少陽三焦經 (수소양삼초경)	關衝 (관충)	液門 (액문)	中渚 (중저)	支溝 (지구)	天井 (천정)	陽池 (양지)
足少陽膽經 (족소양담경)	竅陰 (규음)	俠谿 (협계)	臨泣 (임읍)	陽輔 (양보)	陽陵泉 (양릉천)	丘墟 (구허)
足厥陰肝經 (족궐음간경)	大敦 (대돈)	行間 (행간)	太衝 (태충)	中封 (중봉)	曲泉 (곡천)	太衝 (태충)

五行穴(오행혈)과 原穴(원혈)의 효능

오행혈과 원혈의 효능을 고전에 나오는 내용을 중심으로 정리했다. 아래의 혈들을 혈액형에 맞추어 보사 운용하면 이 시대 갖가지 난치병(각종 암 · 백혈병 · 루게릭병 · 중풍 · 당뇨병 · 공황장애 · 발달장애 · 간질 · 아토피 · 정신병 · 빙의 · 디스크 · 나병 · 정력부족 · 불임증 · 각종 부인병 · 자율신경 실조증 · 만성피로 · 만성소화불량 등등)에 탁월한 효과를 낸다. 백년 산삼의 효험이 아래의 혈들에 감춰져 있다. 혈액형에 맞추어서 21번을 되풀이해서 침맛을 보라. 그리하면 우리 몸 속에 백년 산삼이 숨겨져 있는 풍경이 드러난다.

1. 手太陰肺經(수태음폐경)

- 少商(소상): 淸肺利咽(청폐리인) · 蘇厥回逆(소궐회역); 편도선염 · 이하선염 · 감기 · 기침 · 폐렴 · 중풍 · 혼수 · 소화불량 · 급체 · 정신분열증 · 코피 · 심번 · 간질
- 魚際(어제): 淸肺熱(청폐열) · 利咽喉(리인후); 기침 · 인후염 · 편도선염 · 실음 · 천식 · 객혈 · 발열 · 소아감적 · 발열두통 · 어지럼증 · 복통 · 소화불량 · 치통 · 흉배통 · 정신이상 · 학질

원혈

- 太淵(태연): 脈會(맥회)·祛風化痰(거풍화담)·理肺止咳(리폐지해); 기관지염·백일해·감기·천식·폐결핵·흉통·두통·치통·눈병·객혈·**심계**·소화불량·견배통·손목관절통
- 經渠(경거): 기관지염·천식·흉통·흉배통·구토·인후염·기침
- 尺澤(척택): 泄肺熱(설폐열)·降逆氣(강역기); 기침·천식·폐렴·기관지염·흉막염·객혈·인후염·흉협창만·소아경풍

2. 手陽明大腸經(수양명대장경)

- 商陽(상양): 중풍혼수·고열·**치통**·인후통·이명·이롱·**눈병**·천식·오한·견배통·가슴답답증·소화불량
- 二間(이간): **치통**·인후통·코피·안면신경마비·삼차신경통·고열·구안와사·견배통·**눈병**·구건·눈어지럼증
- 三間(삼간): **치통**·인후통·삼차신경통·**눈병**·학질·구건·결막염·소화불량·흉창만·복통설사
- 陽谿(양계): 두통·**치통**·**눈병**·이명·이롱·소화불량·목어깨통증·혀뿌리통증·**정신분열증**·번심인후염·손목통증·가슴답답증
- 曲池(곡지): 고혈압·고열·식중독·빈혈·알레르기·갑상선증대·피부병·**눈병**·**치통**·월경불통·반신불수·흉중번만·상지관절통·이질·학질·견비통

원혈

- 合谷(합곡): 진통(귀·코·눈·인후·입 안의 질환)·안면신경마비·반신불수·신경쇠약·두통·**치통**·**눈병**·인면부종·중풍·학질·피부병·월경불통·下胎(하태)·코피·발열오한·**감기**·**面腫(면종)**·변비·간질·정신병·척추강직·편두통·수술마취

3. 足陽明胃經(족양명위경)

- 厲兌(여태): 뇌빈혈·신경쇠약·편도선염·간염·소화불량·히스테리·厥症(궐증)[(上氣症(상기증)]·심복창만증·水腫(수종)·面腫(면종)·치통·**고열**·코피·황달·당뇨병·오한·학질·기절·정신병·간질·황색소변·구안와사·脣疹(순진)·얼굴부종
- 內庭(내정): 치통·삼차신경통·편도선염·위장병·각기·코피·구민와사·이명·이질·혈뇨·은진·족슬통·식욕부진·**눈병**
- 陷谷(함곡): 안면부종·결막염·부종·복통·학질·히스테리·오한·고열
- 解谿(해계): 두통·간질·발목관절통·장염·신장염·눈병·구내염·복부종창·경계·怔忡(정충: 가슴울림증)·안면부종·상기천식·눈병·치통·식중독·학질·변비·轉筋(전근)·복부창만
- 足三里(족삼리): 理脾胃(리비위)·調氣血(조기혈)·補虛弱(보

허약); 급만성 위염 · 궤양성 질환 · 급만성 장염 · 급성 췌장염 · 소화불량 · 반신불수 · 쇼크 · 빈혈 · 고혈압 · 알레르기 · 황달 · 간질 · 천식 · 비뇨생식기질환 · 신경쇠약 · 구토 · 변비 · 설사 · 간질 · 사지부종 · 소변불리 · 하복통 · **요통** · 눈병 · 卒心痛(졸심통) · 두통 · 정신분열증 · 心煩(심번) · 각기병 · 심복창만 · 치통

원혈

- 衝陽(충양): 두통 · 치통 · 안면신경마비 · 정신질환 · 열성질환 · 정신병 · 구안와사 · 간질 · 복창腹脹

4. 足太陰脾經(족태음비경)

- 隱白(은백): 益脾(익비) · 調血(조혈); **월경과다 · 소화관출혈 · 코피 · 토혈 · 혈변 · 혈뇨 · 崩漏(붕루)** · 복통 · 복창 · 소아경풍 · 정신병 · 구토 · 설사 · 구갈 · 천식 · 소화불량 · 足冷(족냉) · 가슴답답증 · 중풍 · 당뇨병 · 백혈병
- 大都(대도): 복창 · 위통 · 설사 · 사지부종 · 중풍 · 요통 · 열성질환 · 구토 · 눈어지럼증 · 변비 · 心煩(심번) · 당뇨병 · 백혈병

원혈

- 太白(태백): 두통 · 위통 · 복창 · 부종 · 이질 · 변비 · 뼈 쑤시는 증상 · 골막염 · 소화불량 · 구토 · 복통 · 정신병 · 히스테

리 · 신경쇠약 · 불면증 · 식중독복통 · 요통 · 身重骨痛(신중골통) · 身熱煩滿(신열번만) · 흉협창통 · 치루 · 치질 · 설사 농혈膿血 · 당뇨병 · 백혈병

- 商丘(상구): 健脾胃(건비위) · 化濕滯(화습체); 위염 · 장염 · 소화불량 · 부종 · 각기병 · 치질 · 간질 · 황달 · 소아경풍 · 흉막염 · 폐결핵 · 신경쇠약 · 심장병 · 위무력증 · 정신병 · 불임 · 舌本强痛(설본강통) · 당뇨병 · 백혈병
- 陰陵泉(음릉천): 化濕滯(화습체) · 利下焦(리하초); 복창 · 복수 · 요실금 · 요로감염증 · 월경불순 · 신장염 · 각기병 · 장염 · 이질 · 복창 · 수종 · 설사 · 복통 · 소변불리 · 생식기통증 · 요퇴통 · 정력부족 · 요통 · 천식 · 무릎통증 · 당뇨병 · 백혈병

5. 手少陰心經(수소음심경)

- 少衝(소충): 고열 · 중풍혼미 · 소아경풍 · 심계항진 · 히스테리 · 心煩(심번) · 咽中酸(인중산) · 심장병 · 황달 · 흉협통 · 정신병 · 怔忡(정충: 가슴두근거림) · 기절
- 少府(소부): 寧神志(녕신지) · 調心氣(조심기) · 심장병 · **류머티스** · 부정맥 · 협심통 · 히스테리 · **소변불리** · 흉통 · **음부소양증** · **탈음** · 심번 · 한숨 · 생식기통증 · **피부소양증** · **자궁하수** · 肘腋痛(주액통) · 중풍 · 정력부족 · 반신불수 · 임포텐스 · 방광마비 · 손바닥열감 · 손바닥땀

원혈

- 神門(신문): 安神寧心(안신녕심); 신경쇠약·심계항진·건망증·불면증·다몽·심장병·협심통·정신병·히스테리·혀마비·치매·간질·구토·토혈·황달·천식·심번·失音(실음)·怔忡(정충)·소아경풍·학질·오한
- 靈道(영도): 심장통·정신분열증·히스테리·暴瘖(폭음)·마른기침·인후통
- 少海(소해): 신경쇠약·신경분열증·늑간신경통·임파절염·두통·눈어지럼증·項強(항강)·치통·구토·액와통·건망증·구토·간질·吐舌(토설)·임파선결핵

6. 手太陽小腸經(수태양소장경)

- 少澤(소택): 散風熱(산풍열)·通乳汁(통유즙); 두통·乳腺炎(유선염)·젖분비부족 翼狀努肉(익상노육)·황달·눈병·이롱·目翳(목예)[눈그늘: 백내장·녹내장·각막백반증에 瀉血(사혈)]·인후통·혀의 병·구건·舌強(설강)·寒熱汗不出(한열한불출)·중풍·項強(항강)·코피·乳腫(유종)·간질·정신병
- 前谷(전곡): 目翳(목예)·이명·유선염·유종·갑상선종·말라리아 痎瘧(해학)·간질·두통·코막힘·기침·감기몸살·코피·토혈·견비통·젖분비부족·頸項腫(경항종)·뺨이 부어 귀 뒤로 당기며 아픈 증상·붉은 소변·유방암·고열·인후종양·인후염

- 後谿(후계): 舒筋脈(서근맥) · 淸神志(청신지) · 通督脈(통독맥); 학질 · 간질 · 정신분열증 · 히스테리 · 늑간신경통 · 요통 · 견비통 · 項强(항강) · 盜汗(도한) · 聾啞(농아) · 目翳(목예) · 이명 · 황달 · 간염 · 흉부팽만 · 코피 · 두통 · 체중절통
- 陽谷(양곡): 이하선염 · 열성질환 · **정신병** · 이롱 · 이명 · 손목관절통 · 협늑통 · 목에서 뺨에 걸친 통증 · 잇몸염증 · 난청 · **상하치통** · 치질 · 舌强(설강) · 유즙분비부족 · 치루 · 현기증[耳鳴(이명)에 뜸뜨면 대효]
- 小海(소해): 간질 · 정신분열증 · 견배통 · 류머티즘 · 팔꿈치통증 · 잇몸염증 · 소복통 · 이롱 · **치통** · 난청 · 결막염

원혈

- 腕骨(완골): 두통 · 이명 · 당뇨병 · 위염 · 담낭염 · 구토 · 협통 · 황달 · 반신불수 · 류머티즘 · 목예 · 말라리아 · 소아경련 · 감기 · 項强(항강) · 目冷淚生翳(목냉루생예) · 붉은 소변

7. 足太陽膀胱經(족태양방광경)

- 至陰(지음): 上通巓腦(상통전뇌) · 下調胎産(하조태산); 난산 · 태위이상 · 중풍 · 두통 · 태반잔류 · 전신소양증 · 코피 · 콧물 · 目翳(목예) · 鼻塞頭重(비색두중) · 소변불리 · 心煩(심번) · 이명 · 이롱 · 감기코막힘
- 通谷(통곡): 눈병 · 만성소화불량 · 변비 · 복부종양 · 두통 · **요통** · 천식 · 코피 · 정신병 · 흉만 · 項强(항강) · 인후염 · 콧

물·**실음**

- 束骨(속골): 項强(항강)·학질·目翳(목예)·간질·정신병·요통·이롱·이명·오한·감기몸살·등창·치질·장염·난청
- 崑崙(곤륜): 袪風通絡(거풍통락)·舒筋健腰(서근건요); 두통·項强(항강)·갑상선종대·요배통·좌골신경통·학질·난산·태반잔류(포의불하)·소아경풍·류머티즘·발목염좌·아킬레스건염·현기증·코피·눈병·천식·눈이 빠질 듯이 아픈 증상·치통·간질·견배통·식중독·설사
- 委中(위중): 요통·좌골신경통·무릎관절통·급성위장염·중풍혼미·반신불수·고혈압증·류머티즘·더위먹음·피부화농성염증·소변불리·식중독·痼疹(고진)·학질·疔瘡(정창)·흉복부교통絞痛

원혈

- 京骨(경골): 袪風(거풍)·寧神(녕신)·淸腦(청뇌); 두통·項强(항강)·심근염·뇌막염·요통·간질·코피·코막힘·눈충혈·정신병·학질·目翳(목예)·현기증·무릎관절통

8. 足少陰腎經(족소음신경)

- 湧泉(용천): 開竅(개규)·寧神(녕신); 쇼크·더위먹음·불면증·중풍·고혈압·간질·히스테리·정신병·소아경풍·두정통·시력장애·인후종통·舌乾(설건)·코피·배뇨·배변

곤란 · 설사 · 수종 · 足心熱(족심열) · 발가락통증 · 요통 · 현기증 · 황달 · 心煩(심번) · 흉협창만 · 천식 · 식욕부진 · 喉閉(후폐) · 불임증 · 실음 · 발바닥통증 · 기침 · 객혈 · 정력부족

- 然谷(연곡): 인후염 · 방광염 · 월경불순 · 당뇨병 · 파상풍 · 황달 · 설사 · 학질 · 불임증 · 음부소양증 · 음탈 · 소아복통 · 도한 · 생리통 · 전립선비대 · 임포텐스 · 고혈압 · 足冷(족냉) · 가슴답답증 · 心痛(심통) · 침 흘리는 증상 · 객혈기침 · 舌下腫(설하종) · 소변불리 · 尿閉(요폐) · 성병 · 대하 · 足心熱(족심열)

원혈

- 太谿(태계): 益腎(익신) · 淸熱(청열) · 健腰膝(건요슬); 신장염 · 방광염 · 월경불순 · 유정 · 유뇨 · 치통 · 만성후두염 · 이명 · 탈모 · 폐기종 · 신경쇠약 · 요통 · 족저통 · 유방암 · 이롱 · 당뇨병 · 배변곤란 · 心煩(심번) · 심장통증 · 기관지염 · 천식 · 구토 · 하지마비 · 수족냉증 · 소변불리 · 생식기 주변습진가려움증 · 咳血(해혈) · 정력부족
- 復溜(부류): 飛蚊症(비문증) · 신장염 · 고환염 · 자궁출혈 · 요로감염증 · 백대하 · 도한 · 요통 · 수종 · 복창 · 膿便(농변) · 혈변 · 성병 · 학질 · 정신병 · 간경변 · 설사 · 정력감퇴 · 이명 · 고혈압 · 복수 · 소변불리
- 陰谷(음곡): 비뇨생식기질환 · 무릎관절염 · 대하 · 임포텐스 · 류머티즘 · 신장염 · 생리불순 · 요통 · 자궁출혈 · 소복

통 · 소변불리 · 舌下腫(설하종) · 心腹脹滿不得息(심복창만부득식) · 정신병 · 腹脹煩滿小便難(복창번만소변난) · 정력부족 · 膝股內側痛(슬고내측통)

9. 手厥陰心包經(수궐음심포경)

- 中衝(중충): 쇼크 · 중풍혼미 · 더위먹음 · 고열 · 心絞痛(심교통) · 두통 · 번만 · 舌本痛(설본통) · 손바닥열감 · 熱病煩心舌强(열병번심설강) · 인후통증 · 천식 · 학질 · 중풍 · 이명 · 소아가 많이 울고 밤에 잘 놀라는 증상
- 勞宮(노궁): 淸心泄熱(청심설열); 중풍혼수 · 더위먹음 · 협심통 · 구내염 · 소아경풍 · 히스테리 · 정신병 · 손바닥열감 · 땀 · 손가락마비 · 심장병 · 소화불량 · 황달 · 구토 · 관절류머티즘[歷節風(역절풍)] · **코피 · 혈변 · 혈뇨** · 비린내나는 입냄새 · 잇몸염증 · 천식 · 토혈 · 당뇨병 · 발열번갈증 · 간질 · 식욕부진 · 痰火胸痛(담화흉통) · 善怒(선노) · 悲笑不休(비소불휴) · 흉협통

원혈

- 大陵(대릉): 淸心寧神(청심녕신) · 和胃寬胸(화위관흉); 심근염 · 心悸(심계: 가슴두근거림) · 위염 · 편도선염 · 불면증 · 늑간신경통 · 정신병 · 인후염 · 토혈 · 옴 · 류머티즘 · 반신불수 · 수족마비 · 足跟痛(족근통: 발꿈치통증) · 身熱頭痛(신열두통) · 心煩(심번) · 오심구토 · 간질 · 흉협통 · 体重節痛

(체중절통)

- 間使(간사): 寧神(녕신) · 和胃(화위) · 祛痰(거담); 심장병 · 위장병 · 학질 · 간질 · 정신분열증 · 히스테리 · 구토 · 황달 · 피부병 · 월경불순 · 인후종창 · 失音(실음)
- 曲澤(곡택): 通心氣(통심기) · 泄血熱(설혈열) · 調臟腑(조장부); 심근염 · 기관지염 · 류머티즘 · 위장염(곽란) · 더위먹음 · 번만 · 명치통증 · 신열구건 · 머리에 많은 땀 · 현기증

10. 手少陽三焦經(수소양삼초경)

- 關衝(관충): 열성질환 · 후두염 · 결막염 · 두통 · 구건 · 곽란 · 目翳(목예) · 舌捲(설권: 혀말림증) · 肩手症候群(견수증후군: 경추변형증으로 인해 어깨에서 약지 · 소지에 걸쳐 마비감 · 냉감 · 통증이 일어나는 증상) · 두통 · 目赤(목적) · 舌裂(설열) · 중풍혼미 · 心煩(심번)
- 液門(액문): 두통 · 인후염 · 난청 · 학질 · 중풍 · 현기증 · 치통 · 혼수 · 눈병 · 젖부족 · 이명 · 발열
- 中渚(중저): 疏氣機(소기기) · 利耳竅(리이규); 이명 · 이롱 · 두통 · 견배통 · 늑간신경통 · 시력감퇴 · 目翳(목예) · 발열
- 支溝(지구): 宣氣機(선기기) · 散瘀結(산어결) · 通臟腑(통장부); 肩臂痛(견비통) · 협심통(심교통) · 늑간신경통 · 흉막염 · 젖부족 · 변비 · 인후종통 · 혼수 · 실음 · 이명 · 이롱 · 눈통증 · 口噤不開(구금불개) · 식중독 · 산후어지럼증
- 天井(천정): 편두통 · 편도선염 · 두드러기 · 두통 · 목주위임

파절결핵 · 이롱 · 인후종통 · 학질 · 간질 · 목어깨통증 · 각기 · 심흉통 · 눈통증 · 협늑통

원혈

- 陽池(양지): 舒筋(서근) · 通絡(통락) · 解熱(해열); 감기 · 편도선염 · 학질 · 당뇨병 · 눈병 · 이롱 · 인후종통 · 견비통 · 구건 · 번민증 · 류머티즘 · 目赤腫(목적종) · **여성대하** · **자궁위치이상교정名穴**(명혈)

11. 足少陽膽經(족소양담경)

- 竅陰(규음): 두통 · 고혈압 · 결막염 · 눈병 · 이롱 · 늑간신경통 · 천식 · 흉막염 · 수족번열 · 舌强(설강) · 구건 · 무릎관절통 · 인후염 · 다몽 · 편두통
- 俠谿(협계): 편두통 · **止血(지혈)** · 고혈압 · 이명 · 늑간신경통 · 감기 · 발열성질환인데도 땀이 나지 않을 때 땀을 내게 하는 穴 · 객혈 · 目赤(목적)
- 臨泣(임읍): 疏泄肝膽(소설간담) · 通調帶脈(통조대맥); 두통 · 결막염 · 유방염 · 젖부족 · 경부임파절결핵 · 협늑통 · 액와부종창 · 유방암 · 월경불순 · 눈병 · 현기증 · 흉중번민 · 枕骨痛(침골통) · 간질 · 소아경풍 · 족열감
- 陽輔(양보): 편두통 · 경부임파절염 · 수족마비 · 무릎관절염 · 모든 관절통 · 근경련 · 피부종양 · 눈통증(바깥쪽) · 편

도선염 · 액와임파절종양 · 얼굴기미 · 요통 · (흉 · 협 · 하지 외측통)
- 陽陵泉(양릉천): 筋會(근회) · 利肝膽(리간담) · 淸濕熱(청습열) · 强筋骨(강근골); 간염 · 담낭염 · 담도회충증 · 고혈압 · 늑간신경통 · 견관절주위염 · 무릎관절통 · 변비 · 하지마비 · 좌골신경통 · 흉협창만 · 머리와 안면의 종창(口 · 舌 · 인후 포함) · 구토 · 口苦(구고)

원혈

- 丘墟(구허): 疏肝利膽(소간리담); 흉협통 · 담낭염 · 액와임파절염 · 좌골신경통 · 학질 · 목덜미강직증 · 하지마비 · 目翳(목예) · 한열왕래 · 각기 · 足跟腫痛(족근종통)

12. 足厥陰肝經(족궐음간경)

- 大敦(대돈): 崩漏(붕루) · 혈뇨 · 눈 속의 출혈증상 · 탈음 · 고환염 · 혼수 · 월경불순 · 배꼽주위복통 · 소아오줌싸개 · 생식기통증 · 정소염 · 히스테리 · 소변빈삭 · 복부창만 · 소아경풍 · 간질 · 자궁하수 · 간염
- 行間(행간): 泄肝火(설간화) · 疏氣滯(소기체); 두통 · 눈병 · 目翳(목예) · 고환염 · 늑간신경통 · 하복통 · 월경과다 · 소아경풍 · 盜汗(도한) · 간질 · 족저통 · 대하 · 음경통 · 소변불리 · 불면증 · 구토 · 당뇨병 · 善怒(선노) · 요통 · 복창 · 설사 · 무릎통증

원혈

- **太衝(태충)**: 平肝(평간)·理血(리혈); 두통·고혈압·불면증·간염·유방염·월경불순·혈소판감소증·사지관절통·족저통·눈병·인후통·흉협통·**요통**·소변불리·해산 후 멎지 않는 땀·고환통증·변비·혈변·토혈·붕루·겨드랑이 종양·소변불통·성병·간질·설사·소아경풍·足寒(족한)

- **中封(중봉)**: 간염·소변불통·음경통·요통·하복통·족냉·소변불리·눈병·담석증·위산과다증·요도염·정소염·류머티즘·통풍·방광염·성병

- **曲泉(곡천)**: 淸濕熱(청습열)·舒筋絡(서근락); 탈음·질염·전립선염·신장염·방광염·음부소양증·음부종창·음경통·소변불리·피고름설사·무릎관절통·류머티즘·배뇨통·눈병·코피·하혈·정신병·정력부족·소변불통

혈액형체질 鍼道(침도)

※ 여기의 침 처방만으로도 갖가지 큰 병(암 · 백혈병 · 아토피 · 중풍 · 당뇨 · 근무력증 · 자폐증 · 간질 · 나병 · 안면마비 등등)에 탁월한 효험이 있다. 한약처방과 식이요법을 병행하면 금상첨화의 위력이 있다.

※ 아래의 기본방과 경락변증처방으로 만병을 다스리는 鍼道(침도).

⊙ A형: 濕强燥弱(습강조약)체질; 강음체질
- 太陰濕土(태음습토) 陽明燥金(양명조금)
- 土强金弱(토강금약)체질
  ⇒ 瀉土補金(사토보금)
  ⇒ 瀉(사): 太白(태백) · 太淵(태연)
     補(보): 商陽(상양) · 厲兌(여태)
- 증상에 따라 경락변증을 하여 瀉土補金(사토보금)의 원리에 맞추어 취혈한다.
- 관원 · 중완 · 거궐(전중) · 태양을 가미한다.

- ⊙ B형: 寒强熱弱(한강열약)체질; 약음체질
  - 太陽寒水(태양한수) 少陰君火(소음군화)
  - 水强火弱(수강화약)체질
    - ⇒ 瀉水補火(사수보화)
    - ⇒ 瀉(사): 通谷(통곡) · 前谷(전곡)
       補(보): 少府(소부) · 然谷(연곡)
  - 증상에 따라 경락변증을 하여 瀉水補火(사수보화)의 원리에 맞추어 취혈한다.
  - 관원 · 중완 · 거궐(전중) · 태양을 가미한다.

- ⊙ AB형: 燥强濕弱(조강습약)체질; 강양체질
  - 陽明燥金(양명조금) 太陰濕土(태음습토)
  - 金强土弱(금강토약)체질
    - ⇒ 瀉金補土(사금보토)
    - ⇒ 瀉(사): 商陽(상양) · 厲兌(여태)
       補(보): 太白(태백) · 太淵(태연)
  - 증상에 따라 경락변증을 하여 瀉金補土(사금보토)의 원리에 맞추어 취혈한다.
  - 관원 · 중완 · 거궐(전중) · 태양을 가미한다.

- ⊙ O형: 熱强寒弱(열강한약)체질; 약양체질
  - 少陰君火(소음군화) 太陽寒水(태양한수)
  - 火强水弱(화강수약)체질
    - ⇒ 瀉火補水(사화보수)

⇒ 瀉(사): 少府(소부) · 然谷(연곡)
　　補(보): 通谷(통곡) · 前谷(전곡)
- 증상에 따라 경락변증을 하여 瀉火補水(사화보수)의 원리에 맞추어 취혈한다.
- 관원 · 중완 · 거궐(전중) · 태양을 가미한다.

오행혈 외 중요혈의 효능

1. 關元(관원) : 丹田(단전); 만병 요혈
- 족삼음경(신경 · 비경 · 간경)과 임맥의 교회혈 · 소장모혈
- 관원을 하단전, 심장을 중단전, 뇌를 상단전이라 하는데 단전은 정신을 머금는 곳이다. 그리고 선천적인 생명력(원기原氣)이 깃든 곳이 바로 관원이다.
- 선천적인 생명력(원기; 면역력; 자연치유력)을 강화하여 거의 모든 병에 효험이 있다. 특히 난치병에는 반드시 운용을 요하는 혈이다.

2. 中脘(중완) : 만병 요혈
- 소장경 · 삼초경 · 위경과 임맥의 교회혈 · 위장모혈 · 부회腑會
- 위장병 · 췌장병 · 폐병 · 간장병 · 담낭병 · 당뇨병 · 식중독 · 천식 · 변비 · 설사 · 정신병 · 조울증 · 백혈병 · 근무력증 · 중풍 · 치매 · 공황장애 · 코피 · 신경쇠약 · 간질 · 각종 암 등의 여러 난치병에 필수적인 요혈

3. 巨闕(거궐) : 심장병 요혈
- 심장요혈 · 흉골검상돌기 하방 1.5치 부위
- 보는 심장병 · 정신병 · 간질 · 소화불량 · 심복적괴 · 허리가 굽어 펴지지 않는 증상 · 위장통증 · 식도협착증 · 만성간염 · 황달 · 담도 회충증 · 구토 · 신경성 생리이상 · 번열

4. 膻中(전중) : 심장병과 호흡기병 요혈
- 비경 · 신경 · 소장경 · 삼초경과 임맥의 교회혈 · 기회氣會
- 심장병 일체 · 폐병 · 기관지병 · 유선염 · 젖부족 증상 · 토혈 · 각혈

5. 承漿(승장)
- 위경 · 대장경 · 독맥 · 임맥의 교회혈
- 당뇨병 · 구안와사 · 안면부종 · 치통 · 구내염 · 정신병 · 언어장애 · 삼차신경통

6. 命門(명문) : 만병 요혈
- 요추 2번과 3번 사이
- 선천적인 생명력(원기)의 중심
- 요통 · 척추염 · 좌골신경통 · 소아마비 후유증 · 신장염 · 생식기병 일체 · 두통 · 학질 · 간질 · 이명 · 만성설사 · 치질 · 빈혈 · 빈뇨 · 정력부족 · 모든 출혈증상(자궁출혈 · 장출혈 · 치질출혈 · 코피 등)의 지혈

7. 身柱(신주) : 소아간질과 천식의 요혈
- 흉추 3번과 4번 사이
- 간질 · 정신병 · 히스테리 · 천식 · 기관지염 · 폐렴 · 폐결핵 · 백일해 · 감기 · 소아체력증진 · 코피 · 피부병 일체 · 중풍불어 · 안면신경마비

8. 大椎(대추) : 만병 요혈
- 경추 7번과 흉추 1번 사이(목을 앞으로 구부릴 때 제일 위쪽의 둥글게 돌출하는 뼈가 경추 7번 극돌기이다.)
- 수족삼양경과 독맥의 교회혈
- 폐병과 기관지병 일체 · 천식 · 학질 · 발열 · 피부병 · 코피 · 코감기 · 목강직통 · 위장병 · 간염 · 치질 · 몸살 · 간질 · 정신병 · 백혈병 · 더위 먹은 증상 · 히스테리 · 언어장애

9. 瘂門(아문) : 언어장애 요혈
- 외후두융기 직하방 함몰부(풍부혈) 직하 2cm 부위
- 양유맥과 독맥의 교회혈
- 중풍 · 설근마비로 인한 언어장애 · 정신병 · 농아 · 코피 · 간질 · 뇌성마비 · 대뇌발육부전 · 목강직통

10. 百會(백회) : 중풍 · 두통 · 치질 요혈
- 방광경 · 삼초경 · 담경 · 간경과 독맥의 교회혈
- 백회 · 전정 · 후정을 함께 운용하면 효과가 더 좋다.

11. 水溝(수구) : 人中(인중); 구급 · 당뇨병 요혈

- 대장경 · 위경과 독맥의 교회혈
- 쇼크구급 · 중서 · 간질 · 성신병 · 멀미 · 안면부종 · 급성요통 · 코질환 · 구내염 · 입과 눈 부위 근육경련 · 중풍구금불어 · 소아경풍 · 구안와사 · 황달 · 부종 · 당뇨병 · 심복교통 · 뇌출혈 · 류머티스관절염 · 생리통

12. 太陽(태양) : 눈병 일체 요혈

- 눈병 일체 · 편두통 · 안면신경마비 · 삼차신경통 · 치통 · 감기

13. 解穴(해혈) : 자침 후유증과 관절(발목 · 손목 · 허리) 염좌 특효혈

- 슬개외측상연 직상 1치에서 안쪽으로 3푼 지점(양구혈 직하 1치 부위)
- 침혼(자침 후유증) · 주사 후유증 · 약중독 · 타박통증 · 안면종창 · 다래끼

※ 심경의 소부혈도 자침 후유증의 요혈이다.
※ 해혈을 족해足解, 소부혈을 수해手解라고 한다.

14. 膏肓(고황) : 난치병 요혈

- 흉부 4번 양외방 3치 부위
- 만성난치병으로 인한 심신 쇠약증 · 심장병 일체 · 호흡기질환 일체 · 소화기질환 일체 · 폐병 일체 · 만성수족냉증 · 만성

가래증상 · 몽정 · 도한 · 식중독 · 정신질환
- 고황에 뜸 오백 장이면 못 고칠 병이 없다고 한다.

15. 志室(지실) : 난치병 요혈

- 요추 2번 양외방 3치 부위
- 만성피로 · 정력부족 · 의지부족 · 신장병 일체 · 수종 · 하지마비 · 소화불량 · 변비 · 설사 · 생식기병 일체 · 전립선염 · 낭습

16. 八髎穴(팔료혈) : 생식기와 뇌질환 · 피부병의 요혈

- 상료(제1선골공) · 차료(제2선골공) · 중료(제3선골공) · 하료(제4선골공)
- 생식기질환 · 뇌질환 · 피부병 일체 · 부인병, 남성병 일체 · 간질 · 코피 · 정신병 · 신경쇠약 · 두통 · 중풍 · 고혈압 · 하지마비 · 최산 · 요통 · 야뇨증 · 대소변불리 · 하복부통

17. 大杼(대저) : 척추염 요혈

- 흉추 1번 양외방 1.5치 부위
- 골회骨會 · 수족태양경과 수족소양경의 교회혈
- 골결핵 · 척추염 · 척수염 · 감기 · 기관지염 · 폐렴 · 천식 · 번만 · 사지마비 · 무릎관절통 · 관절염 · 항배통 · 간질

18. 懸鍾(현종) : 絕骨(절골); 골수염 요혈
- 외과첨 직상방 3치 부위
- 수회髓會 · 족삼양경의 대락大絡
- 골수염 · 척수염 · 중풍마비 · 복부창만증 · 요통 · 좌골신경통 · 목강직통 · 경부임파절결핵 · 족관절통 · 슬관절통 · 코피 · 편두통 · 각기병 · 대소변불리 · 코막힘 · 뇌종양 · 치질 · 간질 · 인후종양 · 야맹증 · 백내장 · 시신경위축
- 현종 · 양보(현종직상 1치) · 광명(현종직상 2치)을 동시 운용 탁효!

19. 三陰交(삼음교) : 부인병 요혈
- 내과첨 직상방 3치 부위 경골 후면
- 족삼음경의 교회혈
- 비뇨생식기질환 · 심복창만증 · 비위허약증 · 소화불량 · 비만 · 부인병 일체 · 난산 · 산후오로정체 · 사태 · 소변불리 · 붕루 · 불임증 · 태아위치부정 · 갱년기장애 · 요통 · 설사 · 습진 · 두드러기 · 신경성 피부염 · 신경쇠약 · 음부통증 · 월경불통 · 중풍마비 · 식중독 · 수족냉증

20. 膈俞(격유) : 비만과 수척의 요혈
- 흉부 7번 양외방 1.5치 부위
- 혈회血會

- 비만 · 수척 · 출혈성 질환 · 빈혈 · 만성소화불량 · 임파결핵 · 두드러기 · 심장병 · 위장병 · 담적 · 복통 · 해수 · 사지권태 · 자한 · 도한 · 식도병 · 구토

21. 章門(장문) : 복수復水 요혈

- 제11늑골전단(끝): 팔꿈치를 옆구리에 붙일 때 주첨이 닿는 곳
- 장회臟會 · 족궐음경과 족소양경의 교회혈 · 비脾의 모혈
- 간비대증 · 간병 일체 · 비장질환 일체 · 복부창만증 · 적취 · 흑달 · 구토 · 다뇨백탁 · 복수 · 혈뇨 · 위장병 · 장염 · 번열 · 소화불량 · 설사 · 천식 · 견비통 · 사지권태감 · 협통

22. 內關(내관) : 심장병과 정신병의 요혈

- 손목관절 안쪽 횡문 정중앙 직상 2치, 양근 사이
- 심장병 일체 · 풍습성風濕性 심장병 · 갑상선질환 · 간질 · 히스테리 · 천식 · 인후종통 · 수술마취 · 구토 · 황달 · 중풍 · 탈항 · 복통적취 · 불면증 · 딸꾹질 · 비위질환 · 목적 · 쇼크 · 정신병

23. 外關(외관) : 귓병과 고열의 요혈

- 손목관절 바깥쪽 횡문 상방 2치, 척골과 요골 사이
- 감기 · 고열 · 폐렴 · 이하선염 · 이롱 · 이명 · 편두통 · 목강직통 · 중풍마비 · 변비 · 인후부종창 · 열병

24. 照海(조해) : 부인병과 정신병의 요혈
- 내과첨 직하방 1치 부위
- 편도선염 · 인후염 · 신경정신질환 · 간질 · 음탈 · 난산 · 중풍 마비 · 부종 · 불면증 · 생리불순 · 자궁병 일체 · 변비 · 포의불하(태반잔류) · 하복부창만증 · 수족냉증

25. 申脈(신맥) : 두통과 정신병의 요혈
- 외과첨 직하방 1치 부위
- 두통 · 뇌척수막염 · 내이성현운 · 간질 · 정신병 · 이명 · 심계 · 중풍반신불수 · 중풍불어 · 구안와사 · 요통 · 눈병 · 코피 · 불면증 · 목강직통

26. 公孫(공손) : 부인병과 정신병의 요혈
- 족태음비경의 태백혈 뒤쪽 2cm 부위
- 비위질환 · 복통 · 식중독(곽란토사) · 학질 · 간질 · 장염 · 자궁질환 · 월경불순 · 하혈 · 탈항 · 족저통 · 고혈압 · 장출혈 · 정신병 · 간질 · 태의불하 · 이질 · 설사 · 구토 · 목디스크 · 뇌종양 · 뇌막염 · 당뇨병

27. 列缺(열결) : 천식과 두드러기 요혈
- 수태음폐경의 태연혈 상방 1치 부위
- 천식 · 두드러기 · 두통 · 풍진 · 안면신경마비 · 목강직통 · 혈

뇨 · 사지부종 · 중풍마비 · 콧병 · 소아경풍 · 생식기통 · 인후염 · 학질 · 소변열통

28. 八邪穴(팔사혈)
- 수오지 기봉간手五指 岐縫間
- 두통 · 치통 · 인후통 · 수지통 · 수지마비무력 · 해독(독사독 등)

29. 八風穴(팔풍혈)
- 족오지 기봉간足五指 岐縫間
- 두통 · 치통 · 위통 · 학질 · 생리불순 · 족배통 · 족지통 · 해독

30. 十井穴(십정혈) : 구급 요혈
- 손톱뿌리 직상 1푼 부위
- 구급 · 흉민 · 척추통 · 목강직통 · 족무력 · 해독 · 식중독 · 고열감기

31. 十宣穴(십선혈) : 구급 요혈
- 손톱 끝 1푼 부위
- 구급 · 고열 · 간질 · 히스테리 · 소아경풍

32. 四縫穴(사봉혈) : 유아 · 소아감적疳積 요혈
- 제2~5지指 손바닥 쪽 중간 관절 횡문 정중앙

- 소아감적 · 소화불량 · 백일해 · 회충증상(황백색 점액사혈 요법)

33. 膝關(슬관)

- 음릉천과 같은 높이. 음릉천 후방 1치 부위(간경)
- 통풍 · 변형성 무릎관절염 · 백호역절풍 · 류머티즘 · 인후통 · 생리불순 · 정력감퇴

34. 中都(중도) · 承山(승산) · 飛陽(비양) · 陽交(양교) 外丘(외구) · 下巨虛(하거허) · 漏谷(누곡)

- 7혈 모두 거의 같은 높이(하퇴 중앙부위)에서 취혈(동씨침혈과 비교)
- 내과첨과 슬관혈의 중앙상방 2cm(중도) · 내과첨과 음릉천혈의 중앙하방 2cm(누곡) · 외과첨과 비골두의 중앙높이(양교 · 외구) · 독비혈과 외과첨의 중앙(하거허) · 위중혈과 곤륜혈의 중앙(승산 · 비양)
- 중도: 붕루 · 해산후오로부지 · 간장병 · 중풍마비 · 장염 · 퇴산증 · 소복통
- 승산: 좌골신경통 · 치질 · 탈항 · 종아리 경련(쥐) · 토사 · 변비 · 중풍마비 · 혈변 · 곽란전근
- 비양: 신염 · 방광염 · 각기 · 치질 · 간질 · 류머티스관절염 · 요퇴통 · 역절풍 · 두통 · 코막힘 · 어지럼증 · 견배통 · 눈병 · 코피

- 양교: 두통·간염·중풍마비·정신병·안면종양·인후종창·천식·흉만흉통·각기·안면부종
- 외구: 좌골신경통·목강직통·흉측통·중풍마비(파킨슨병)·간질·피부통증마비감·오한발열·각기
- 하거허: 장염·위염·간염·각기·중풍마비·소아마비·설사·류머티스관절염·식욕부진·천식·폐렴·맹장염·변비·비위허약·만성소화불량·인후염·견관절통·슬관절염

※ 하거허 직상방 2cm 부위의 조구·족삼리 직하방 3치 부위의 상거허 3혈은 족삼리와 일직선상이다.

※ 하거허·조구·상거허 3혈을 동시 운용하면 위장병·대장질환·맹장염·인후질환·폐질환·천식·변비·설사·중풍마비·소아마비·류머티즘·안면사지부종·정신질환·간질·복중절통·장중절통에 탁효를 본다.

- 누곡: 복부종창·장명·중풍마비·가래톳(서혜부 임파절염)·슬관절염·성병·정력부족·요료감염증·소화불량·위장질환·정신질환·류머티즘·고환통증

※ 족태음비경의 음릉천(천황)·누곡(지황)·삼음교(인황); 하삼황혈(동씨침)

35. 地機(지기) : 위궤양과 당뇨병의 요혈

- 족태음비경의 극혈郄穴. 음릉천 직하방 3치 경골 후연
- 부인과 질환 일체·붕루·부종·퇴산증·치질·소변불리·자궁암·요통·슬고통·하복부통·대장염·중풍마비·각

기 · 슬관절염 · 빈혈 · 위궤양 · 당뇨병 · 소화불량 · 간질 · 이질 · 설사 · 정력부족 · 피부병 일체(두드러기 · 피부염 · 아토피 등) · 어혈통증

36. 血海(혈해) · 箕門(기문) · 衝門(충문)

- 대퇴부위(허벅지)의 족태음비경 경혈
- 혈해: 부인병 일체 · 빈혈 · 피부병 일체(아토피 · 두드러기 등) · 견응증 · 두통 · 하복통 · 요통 · 성병 · 갱년기장애 · 미용 · 붕루 · 사지부종 · 경폐 · 어혈통증(슬개골내상제 상방 2치 부위)
- 기문: 서혜부임파절염 · 요도염 · 요실금 · 정소염 · 치질 · 부인병 · 뇨폐 · 하복부통 · 성병(서혜부와 슬개골 내상제의 중앙)
- 충문: 뇨폐 · 자궁병 · 고환병 · 자간子癎 · 갱년기장애 · 탈장

※ '동씨침'에서는 허벅지의 족태음비경선상에서 통신通腎 · 통위通胃 · 통배通背 3혈을 취하여 신장병 · 부인병 · 당뇨병 · 신허요통 · 정력부족 · 신장성 류머티즘의 요혈로 쓴다. (슬개골 내 상제에 통신, 그 직상방 2치에 통위, 4치 직상방에 통배)

37. 氣衝(기충) · 髀關(비관) · 伏兎(복토) · 陰市(음시) · 梁丘(양구)

- 대퇴부위(허벅지)의 족양명위경 경혈
- 기충: 남녀생식기 질환 · 자궁병 · 난소염 · 정소염 · 복창정좌 불능

- 비관: 하지마비 · 서혜부 임파선염 · 슬관절염 · 요통 · 복통 · 고관절염
- 복토: 하지마비 · 슬관절염 · 두드러기 · 좌골신경통 · 고관절통
- 음시: 슬관절염 · 하지마비 · 하복냉통 · 소갈병 · 요슬냉통
- 양구: (슬개골외측상연 상방 2치 부위); 족양명위경의 극혈; 위경련 등의 급성위장병 · 유방질환 · 설사 · 요슬통증 · 반신불수 · 류머티즘 · 좌골신경통(유방암의 요혈)

※ '동씨침'에서는 허벅지의 족양명위경선상에서 통천通天 · 통산通山 · 통관通關 3혈을 취하여 심장병 · 심장성 류머티즘 · 위장병 · 임신구토 · 소화불량 · 중풍 직전의 심한 어지럼증 · 간질(상삼황혈과 동시 운용) · 하지부종의요혈로 쓴다. (대퇴 정중선 슬개골 횡문 상방 5치 부위에서 통관, 통관혈 직상방 2치 부위에서 통산, 4치 부위에서 통천을 취혈; 대퇴정중선상의 중앙부위가 통산혈이 된다.)

38. 陰包(음포) · 足五里(족오리) · 陰廉(음렴) · 急脈(급맥)

- 대퇴부위(허벅지)의 족궐음간경 경혈
- 음포: 월경불순 · 뇨실금 · 뇨폐 · 요통 · 간장병
- 족오리: 뇨폐 · 유뇨 · 음낭습진 · 대퇴내측통 · 기면증
- 음렴: 월경불순 · 퇴산 · 불임증 · 고환염 · 요냉증 · 하복통
- 급맥: 퇴산 · 생식기통증 · 고환염 · 탈음 · 히스테리

※ '동씨침'에서는 허벅지의 족궐음간경선상에서 명황明黃 · 천

황天黃·기황其黃이라는 '상삼황혈'을 취혈하여 간경화·간염·눈병 일체·소화불량·백혈구증·이명·척추골막염·디스크·잇몸염증·중풍마비(파킨슨병)·낭뇨병·고혈압·불면증·담결석·황달·만성피로의 요혈로 쓴다. 그리고 상삼황혈 외에 화지火枝·화전火全을 취혈하여 담낭염·황달·눈병의 요혈로 쓴다.

39. 環跳(환도)·風市(풍시)·中瀆(중독)·膝陽關(슬양관)

- 대퇴부위(허벅지)의 족소양담경 경혈
- 환도: 좌골신경통·고관절통·반신불수·각기·수종·풍진
- 풍시: 중풍마비·각기·슬관절염·전신가려움증·두통·눈병
- 중독: 각기·하지마비·좌골신경통·요통
- 슬양관: 슬관절통·하지마비

※ '동씨침'에서는 허벅지의 족소양담경 풍시혈 전방 3치 부위에서 사마중駟馬中을 취혈하고, 사마중혈의 직상 2치 부위에서 사마상駟馬上, 직하 2치 부위에서 사마하駟馬下 3혈을 선택하여 폐계질환(피부병·여드름·비염·코막힘·천식·습진·폐병 등)·귓병 일체·구안와사·중풍마비·눈병·유방통증·늑막염·폐기능허약성 요통 및 좌골신경통의 요혈로 쓴다.

※ 사마상중하 3혈은 모두 슬개골 외측 상연 연장선상에 위치한다.

※ 풍시혈의 위치는, 차렷자세에서 중지 끝이 닿는 지점이다.
※ '동씨침'에서는 풍시혈을 중구리中九里로 삼고, 중구리혈의 앞쪽 1치 5푼 부위를 상구리上九里, 뒤쪽 1치 5푼 부위를 하구리下九里라 하여, 요통·척추골통·중풍마비·눈팽창증·안통·견관절통·오십견·피부가려움증·편두통의 요혈로 쓴다.

40. 光明(광명) : 눈병과 임파절염의 요혈

- 족소양담경의 락혈絡穴: 외과첨 직상방 5치 부위
- 백내장·야맹증·시신경위축·편두통·각기·유방창통·피부종기·간질·정신질환·슬관절통·경부임파절염·중풍마비·편도선염

※ '동씨침'의 光明: 내과첨 직상방 2치 부위의 부류혈(족소음신경) 또는 부류혈 전면 골격 연접 부위; 안질환 일체(신관·삼음교와 동시 운용하면 안질환 일체에 탁효)

※ 족소양담경의 광명 직하방 1치에 양보陽輔, 직하방 2치에 현종懸鍾이 있는데, 이 3혈을 동시 운용하면 안질환 일체·편도선염·중풍마비·경부임파절염·액와임파절염·편두통에 탁효를 본다.

※ '동씨침'에서는 외과첨 직상 3치(현종혈)에서 다시 전방(족양명위경 방향)으로 1치 부위에서 일중一重, 일중 상방 2치 부위에서 이중二重, 이중 상방 2치 부위에서 삼중三重이라는 삼중혈을 취혈한다; 유방질환·갑상선질환·편도선염·구안와

사 · 간장병 · 뇌종양 · 복중비괴 · 귓병 · 식도암 · 유방암 · 설암 · 피부병

41. 四花穴群(사화혈군): 위장병과 심장병 요혈

- 족양명위경 선상에서 취혈(모두 경골에 밀접하여 취혈!)
- 사화상四花上: 족삼리; 위장병 일체 · 효천 · 치통 · 구내염 · 심장병 · 곽난전근 · 비염
- 사화중四花中: 조구 직상 5푼 또는 조구; 심장병 · 위장병 · 눈병
- 사화부四花副: 사화중 직하 2치 5푼; 심장병 · 위장병 · 눈병
- 사화하四花下: 사화부 직하 2치 5푼; 위장병 · 부종 · 수종교아

42. 側三里(측삼리) · 側下三里(측하삼리): 치통과 구안와사 요혈

- 족양명위경과 족소양담경 사이에서 취혈
- 족삼리혈(사화상혈) 외측 1치 5푼 부위가 측삼리, 측삼리 직하 2치 부위가 측하삼리
- 치통 · 구안와사 · 코막힘 · 편두통 · 설암 · 갑상선종대 · 손목관절염좌 · 위하수 · 상완통

43. 外三關(외삼관): 각종 암과 견배통의 요혈

- 외과첨과 비골소두를 이은 선상에서 4등분하여 3혈 취혈
- 견배통 · 뇌종양 · 편도선염 · 복부종양 · 중이염 · 피부병 · 여드름 · 자궁암

44. 三中穴(삼중혈) : 각종 암과 갑상선질환의 요혈

- 족양명위경과 족소양담경 사이에서 취혈; 현종혈 전방 1치 부위에서 일중一重, 일중 상방 2치 부위에서 이중二重, 이중 상방 2치 부위에서 삼중三重을 취혈
- 각종 암(유방암 · 식도암 · 설암 · 뇌종양 등) · 갑상선질환 · 편도선염 · 귓병 · 중이염 · 피부병 · 구안와사

45. 下三皇穴(하삼황혈) : 당뇨병과 사시斜視의 요혈

- 족태음비경의 음릉천(천황天皇) · 누곡(지황地皇) · 삼음교(인황人皇)
- 천황天皇: 위장병 · 신장병 · 당뇨병 · 심장병 · 고혈압 · 불면증 · 두통 · 견배통
- 지황地皇: 신장병 · 당뇨병 · 부종 · 요통 · 남성병 · 여성병
- 인황人皇: 신장병 · 당뇨병 · 요통 · 부종 · 남성병 · 여성병 · 신경쇠약 · 피부미용 · 사시

46. 腎關(신관) : 사시 · 근시 · 당뇨병의 요혈

- 족태음비경의 음릉천(천황) 직하 1치 5푼 부위
- 사시斜視 · 근시 · 당뇨병 · 위장병 · 간질 · 정신병 · 신허요통 · 좌골신경통 · 반신불수 · 견통 · 이하선염 · 비문증 · 신허腎虛로 인한 고황혈 부근의 통증
- 신관 = 천황부혈天皇副穴

47. 正筋(정근) · 正宗(정종) : 뇌질환과 목디스크 요혈

- 내외과첨 연장선의 아킬레스건 정중앙이 정근正筋, 정근혈 상방 2치 부위가 정종正宗
- 뇌진탕 · 뇌질환 · 척추골통 · 목디스크(증상) · 목강직통

※ 정근혈 부위의 아킬레스건이 끊어지면 머리가 기울어진다.

48. 木斗(목두) · 木留(목류) : 백혈구증과 실어증 요혈

- 발등의 셋째 · 넷째 발가락 사이의 2혈. 목두는 내정혈과 평행, 목류는 함곡혈과 평행
- 백혈구증 · 비장종대 · 간장병 · 소화불량 · 피로 · 담병 · 소아마비 · 실어증 · 중풍마비 · 귓병 · 삼차신경통
- 목류혈 = 능언혈能言穴
- 삼중혈과 병용하면 삼차신경통(입을 벌릴 때 아픈 증상)에 특효

49. 火包(화포) : 난산 · 협심증 · 출혈 · 간장병의 요혈

- 둘째 발가락 바닥 쪽의 중간 횡문 정중앙 부위
- 난산 · 협심증(심교통 · 진심통) · 출혈증상(외상출혈 특효) · 간장병 · 포의불하 · 생리불순

50. 上瘤(상류) : 뇌질환과 코막힘의 요혈

- 발바닥 뒤꿈치 전연 정중앙
- 뇌의 질환 일체 · 뇌진탕 인사불성 · 코피 · 코막힘

51. 上三黃穴(상삼황열) : 눈병 · 간장병 · 백혈구증의 요혈
- 족궐음간경선상에서 취혈(허벅지)
- 38번 해설 참조

52. 馴馬三穴(사마삼혈) : 폐질환과 피부병의 요혈
- 족양명위경과 족소양담경 사이에서 취혈(허벅지)
- 39번 해설 참조

53. 通天(통천) · 通山(통산) · 通關(통관) : 심장병 · 입덧의 요혈
- 족양명위경선상에서 취혈(허벅지)
- 37번 해설 참조

54. 通背(통배) · 通胃(통위) · 通腎(통신) : 신장병 · 당뇨병의 요혈
- 족태음비경선상에서 취혈(허벅지)
- 36번 해설 참조

55. 肩中(견중) : 피부병 · 반신불수 · 코피 요혈
- 상완 삼각근의 최고 융기점(견봉단에서 2치 5푼 지점)
- 슬개통 · 하지냉통 · 피부병 · 소아마비 · 중풍마비 · 디스크 · 동맥경화 · 심장병 · 족내과통

56. 三宗穴(삼종혈) : 대퇴내측통 · 심장쇠약 두통 요혈
- 상완의 수양명대장경선상에서 취혈
- 천종天宗 · 지종地宗 · 인종人宗
- 대퇴내측통 · 심장쇠약성 두통 · 심장병 · 사지부종 · 당뇨병

57. 分金(분금) : 감기 · 비염 · 인후염 요혈
- 수태음폐경 척택혈 상방 1치 5푼 지점
- 감기 · 비염 · 인후염

58. 曲陵(곡릉) : 심장마비 · 천식 요혈(사혈요법 위주)
- 수태음폐경의 척택
- 심장마비 · 천식 · 인후염 · 위중혈 부위의 근긴장통증 · 귓병 · 콧병 · 두통 · 오십견 · 곽난전근

59. 後椎(후추) · 首英(수영) : 신허腎虛요통과 디스크 요혈
- 상완의 수소양삼초경선상(청랭연혈과 소락혈 사이)에서 취혈
- 신허요통 · 디스크 · 신장염
- 영골 · 대백 · 정종 · 정근 · 위중 · 승산 등의 혈이 무효일 때 탁효!

60. 富頂(부정) · 後枝(후지) : 고혈압 · 동맥경화 요혈
- 상완의 수소양삼초경선상(소락혈과 노회혈 사이)에서 취혈

- 고혈압 · 두통 · 목디스크 · 동맥경화 · 피부병 · 간장병 · 구안와사

61. 火串(화관) · 火陵(화릉) · 火山(화산) : 변비 요혈

- 하완의 수소양삼초경선상에서 취혈(외관에서 팔꿈치 사이)
- 변비 · 좌골신경통(족소양담경의 통증) · 심장병 · 흉통
- 화관은 지구혈이다.

62. 其門(기문) · 其角(기각) · 其正(기정) : 변비 · 치질 · 불감증 요혈

- 하완의 수양명대장경선상에서 취혈(양계에서 곡지 사이)
- 완고한 변비 특효 · 탈항 · 치질 · 생리불순 · 대하 · 불감증
- 위중혈을 먼저 사혈하고 위 3혈을 운용하면 변비와 치질에 특효!

63. 火腑海(화부해) : 천식 · 콧병 · 위궤양 · 디스크의 요혈

- 수양명대장경의 수삼리手三里: 곡지혈 하방 2치 부위
- 궤양성질환 · 위통 · 소화불량 · 설사 · 치통 · 중풍마비 · 여드름 · 안면종기 · 축농증 · 인후통 · 편도선염 · 경부임파종양 · 구안와사 · 실음 · 복통토사 · 천식 · 감기 · 좌골신경통 · 빈혈 · 눈병 · 만성피로
- 족삼리혈과 더불어 백일 간 뜸을 뜨면 장수한다.

64. 手五金(수오금) · 手千金(수천금) : 디스크 요혈
- 하완의 삼초경에서 5푼 정도 바깥쪽(대장경 쪽)에서 취혈
- 좌골신경통 · 복동 · 각기(肝(산)과 肺(폐)로 인한 좌골신경통에 특효)

65. 足五金(족오금) · 足千金(족천금) : 편도선염 · 갑상선종 요혈
- 하퇴 외과첨과 비골소두 중앙부위(족천금)와 그 하방 2치 부위(족오금)
- 목에 가시 걸린 증상 · 후두염 · 편도선염 · 갑상선종 · 견배통 · 견비통 · 장염

66. 腸門(장문) · 肝門(간문) · 心門(심문)
- 하완의 수태양소장경에서 취혈(양노혈과 소해혈 사이)
- 장문: 완횡문 상방 3치 부위; 간염肝炎으로 유발된 장염
- 간문: 양노혈과 소해혈의 중앙 부위; 급성간염 특효 · 백혈구증(B형간염에 간문 · 장문 · 상삼황열을 함께 쓰면 특효)
- 심문: 주관절 하방 1치 5푼 부위; 심장병 · 좌골신경통 · 대퇴내측통 · 미저골통증 · 흉쇄유돌근통증(심장쇠약으로 인한 좌골신경통에 특효)

※ 상기 3혈은 모두 척골에 연접하여 취혈!

67. 裏內庭(리내정) : 식중독 · 간질 요혈
- 발바닥 둘째발가락 뿌리 하방 1cm 부위

- 식중독 · 간질 · 소아경풍 · 식적 · 소아감적 · 위장병

68. 風關(풍관) · 氣關(기관) · 命關(명관) : 영유아만병 요혈
   - 검지의 수양명대장경선상에서 취혈
   - 검지의 뿌리관절 부위(풍관) · 둘째관절 부위(기관) · 손톱관절 부위(명관)
   - 영유아의 청자색 핏줄이 풍관→기관→명관으로 갈수록 병이 깊다.
   - 사혈요법을 쓰면 영유아의 만병에 좋다.

69. 灸癲瘋(구전풍) : 백전풍 요혈
   - 손바닥 중지 끝쪽 관절 횡문 중점
   - 백전풍(백납)에 뜸을 뜨면 좋다.

70. 슬개골중심혈(십자 중심) : 결석통 요혈
   - 결석통(청근을 사혈해도 특효)

71. 耳環(이환) : 숙취 요혈
   - 귓불 정중앙 부위(사혈요법)
   - 숙취 · 구토(숙취에는 코끝 중앙의 소료혈과 함께 사용)

72. 失音(실음) : 실음 요혈
   - 슬개골 정중선 상방 내측 1점과 하방 내측 1점(2혈)

- 실음(갑자기 목소리를 잃은 증상) · 편도선염 · 인후종통 · 갑상선질환

73. 重子(중자) · 重仙(중선) : 견관절 · 견갑골 · 자궁종양 요혈

- 중자: 엄지와 검지 사이에서 손등과 손바닥의 경계부위를 호구혈虎口穴이라고 한다. 그 호구혈 아래로 약 1치 부위가 중자이다.
- 중선: 호구혈 아래 약 2치 부위. 영골혈의 대측.
- 견관절통 · 견갑골통 · 폐렴 · 천식 · 감기 · 자궁종양 · 기관지염 · 고황혈부위통증(심폐구역통증) · 난소염 · 중풍마비 · 삼차신경통 · 목강직통 · 슬개골통 · 위중혈 통증(무릎 뒤쪽이 당기고 아픈 증상)

74. 靈骨(영골) · 大白(대백) : 디스크 · 중풍마비 요혈

- 영골: 손등의 엄지 중수골과 검지 중수골이 만나는 접합 부위
- 대백: 수양명대장경의 삼간혈
- 폐기능부조화로 인한 좌골신경통 · 요통 · 구안와사 · 중풍마비 · 부녀질환 · 난산 · 경폐 · 귓병(이명 · 이롱) · 편두통 · 빈뇨 · 요통 · 서혜부통증 · 견관절통 · 인후염 · 호흡곤란(토기곤란) · 고열 · 천식
- ※ 영골 · 대백 · 상백 · 중백을 같이 쓰면 하지(대퇴 · 소퇴)외측통에 특효

75. 上白(상백) · 中白(중백) · 下白(하백)

- 상백: 손등의 검지 · 중지 사이(삼간혈 · 중저혈과 같은 선상); 낙침혈落枕穴; 목강직통 · 좌골신경통 · 눈병
- 중백 · 하백; 중백은 수소양삼초경의 중저혈. 하백은 중백 상방 1치 부위; 신허요통(좌골신경통) · 사지부종 · 치질출혈 · 치통 · 족외과통 · 전액통 · 족삼리혈에서 족외과에 이르는 통증
- 위중혈 사혈 후 중백혈 자침하면 치질출혈 특효
- 양쪽 중백혈을 같이 쓰면 전액통(앞이마통증)에 특효

76. 中液(중액) · 中上液(중상액)

- 손등의 중지와 약지 사이에서 취혈. 중액은 삼간혈(대백)과 중저혈(중백)과 동일선상. 중상액은 상방 1치 부위
- 자궁질환 · 고혈압

77. 土水三穴(토수삼혈) : 만성위장염 요혈(상복부비만 요혈)

- 수태음폐경 어제혈(제1중수골 중점 적백육제)을 중심으로 전후 5푼 지점의 3혈
- 만성위장병 · 위염 · 위궤양 · 위경련
- 폐경락은 중초(중완)에서 일어나 대장과 연결되고 위장을 순환하니, 어제혈이 있는 어복 부위는 위장질환의 진단처요 치료점이 된다.
- 상복부비만에 토수삼혈과 영골 · 대골을 같이 쓰면 특효!

78. 大指骨(대지골) · 小指骨(소지골) : 만성 안질환 요혈

- 엄지손톱 아래 관절 중앙 부위(대지골; 대골공大骨空). 소지손톱 아래 두 번째 관절 중앙 부위(소지골; 소골공小骨空)
- 만성 안질환(백내장 등) · 구안와사 · 항강 · 안면 두드러기

79. 制汚穴(제오혈) : 상처유합 · 만성악창 · 진물 요혈

- 엄지손톱 바로 밑 관절 정중앙과 그 상하 3혈
- 오래된 악창 · 상처진물 · 수술 후 잘 아물지 않는 증상
- 사혈요법 특효
- 수술 후 유합불량 · 화상진물부지 · 만성악창

80. 火膝(화슬) : 심장병 요혈

- 수태양소장경 소택혈
- 심장병 · 부정맥 · 심장성류머티즘 · 관절염 · 슬개통

81. 眼黃(안황) : 황달성 안질환 요혈

- 소지 중간마디의 정중앙(손바닥 쪽)
- 만성황달 · 황달성 안질환(상삼황혈과 함께 쓰면 특효)

82. 中間(중간) : 심장병과 산기 요혈

- 검지 첫째마디의 정중앙(손바닥 쪽)
- 심장병 · 슬개통 · 눈병 · 산기疝氣

83. 脾腫(비종) : 췌장염 요혈

- 중지 중간마디 정중선 2혈(손바닥 쪽)
- 비장종대 · 췌장염 · 위장병

84. 心常(심상) : 심장병 요혈

- 중지 첫째마디 정중선 2혈(손바닥 쪽)
- 심장병 · 심장성 류머티즘

85. 還巢(환소) · 鳳巢(봉소) : 자궁병 · 불임증 요혈

- 손바닥 쪽 무명지 중간마디 외측선 중앙 1혈과 내측선 중앙 1혈
- 자궁질환 일체 · 월경불순 · 불임증(부과혈과 함께 쓰면 특효)

86. 婦科(부과) : 자궁병 · 불임증 요혈

- 손등 엄지 첫째마디 내측 적백육제 2혈
- 자궁질환 일체 · 불임증(환소 · 봉소와 함께 쓰면 탁효)
- 별명이 송자관음혈送子觀音穴이다.

87. 五虎(오호) : 전신골통 요혈

- 엄지 첫째마디 바깥쪽 적백육제 5혈(수태음폐경선상 하방)
- 전신골통(족근통 · 내외과통 · 슬통 · 무지통 · 수지마비 · 족지마비 · 족배통 등)

88. 木火(목화) : 반신불수 · 치통 요혈
- 중지 손톱 밑 관절 횡문 중앙점
- 반신불수 · 지통 · 코피 · 위장병

89. 膝眼(슬안) : 슬관절염 요혈
- 슬개골 아래 양쪽의 움푹 들어간 곳 2혈
- 학슬풍 · 슬관절염 · 중풍마비 · 각기

90. 提托(제탁) : 자궁하수 요혈
- 관원혈 양쪽 옆 4치 부위
- 자궁하수 · 하복통

91. 胞門(포문) · 子戶(자호) : 불임증 요혈
- 족양명위경 수도혈(오른쪽을 포문, 왼쪽을 자호라 칭한다.)
- 불임증 · 분만지연 · 대하

92. 定喘(정천) · 外定喘(외정천) : 천식 · 기관지염 요혈
- 대추혈 양방 5푼 부위(정천) · 3치 5푼 부위(외정천)
- 천식 · 기관지염 · 흉배통 · 상지마비

93. 潰瘍(궤양) : 위 · 십이지장궤양 요혈
- 흉추 12번 양방 6치 부위(12늑골 끝과 11늑골 끝의 중간점)

- 위 · 십이지장궤양

94. 高血壓(고혈압) : 고혈압 요혈
- 경추 6번과 7번의 중간에서 양방 2치 부위 2혈
- 고혈압 · 저혈압
- 발바닥의 강압혈과 손등의 영골혈도 고혈압에 좋다.

95. 腦淸(뇌청) : 기면증 · 건망증 요혈
- 해계혈 직상방 2치 부위 · 경골외연
- 기면증 · 건망증 · 소아마비 후유증(족하수) · 어지럼증

96. 斷産(단산) : 불임증 요혈
- 왼쪽다리 내과 상방 1치 부위(왼쪽만 취혈)
- 부녀자의 불임증(뜸 위주)

97. 消痔區(소치구) : 치질 요혈(사혈요법)
- 족태음비경 지기 · 음릉천과 신관을 중심으로 사방 2치 범위 내
- 치질 · 탈항(위중혈 사혈요법도 치질에 특효)

98. 中耳炎(중이염) : 중이염 요혈
- 족외과 전방 구허혈 중심의 동전 크기 부위(정맥중심 사혈요법)
- 중이염

99. 降壓(강압) : 고혈압 요혈
- 용천혈에서 뒤꿈치 쪽으로 1치 부위
- 고혈압(영골혈과 함께 쓰면 특효)

100. 馬金水(마금수) · 馬快水(마쾌수) : 결석통(신장 · 방광 · 담결석) 요혈
- 얼굴의 수태양소장경 관료혈(마금수), 마금수혈 직하 4푼 부위(마쾌수); 외안각 직하방선과 관골하연의 교차지점
- 신장결석 · 방광결석 · 신장염 · 비염 · 방광염 · 빈뇨 · 담결석

101. 正會(정회) · 前會(전회) · 後會(후회) · 鎭靜(진정) : 신경 · 정신 요혈
- 정회(백회) · 전회(전정) · 후회(후정) · 진정(인당)
- 정신병 · 중풍마비불어 · 소아경풍 · 구안와사 · 불면증

102. 火連(화련) · 火菊(화국) · 火散(화산) : 뇌질환 · 중풍 요혈
- 족태음비경의 태백(화련) · 공손(화국) · 족소음신경의 연곡(화산)
- 고혈압 · 뇌질환 · 중풍 · 심장병 · 시력감퇴

※ 참고 도서: 『경혈학 총서』(안영기, 성보사, 1986)
『동씨침구학』(최무환, 일중사, 2005)

혈액형과 무관한 특수침법

I. 사관혈四關穴 침법

- 합곡合谷 · 태충太衝
- 합곡은 수양명대장경, 즉 금경金經의 원혈로서 기氣를 주관하고, 태충은 족궐음간경, 즉 목경木經의 원혈로서 혈血을 주관한다.
- 합곡과 태충은 氣血을 조정하는 명혈이다. 氣血이 순조롭게 유통되면 만병이 물러가는 것은 시간문제이다.
- 효능: 기혈조화 만병치유 · 이목구비질환 · 소화불량 · 정신질환 · 관절통 · 식중독 · 수족냉증 · 부인과질환 · 요통 · 만성피로 · 중풍 · 소아경풍

II. 기경팔맥奇經八脈 침법

1. 공손公孫 · 내관內關

- 심心 · 흉胸 · 위胃의 질환에 효과

2. 족임읍足臨泣 · 외관外關
   - 목외자目外眥 · 이후耳後 · 협협頰 · 경경頸 · 견견肩의 질환에 효과

3. 열결列缺 · 조해照海
   - 폐계肺系 · 인후咽喉 · 흉격胸膈의 질환에 효과

4. 후계後谿 · 신맥申脈
   - 목내자目內眥 · 경항頸項 · 이耳 · 견박肩膊 · 소장 · 방광의 질환에 효과

III. 음양2총혈陰陽二總穴 침법

- 합곡合谷: 주양主陽
- 삼음교三陰交: 주음主陰

혈액형과 무관한 요혈처방

※ 정경혈正經穴뿐 아니라 동씨침혈과 기혈 중 요혈을 선별 정리했으니 입맛대로 골라 운용하면 된다.

1. 식중독 요혈
   - 이내정: 식중독 · 위장병 · 간질 · 소아경풍
   - 중완: 만병에 적용하는 요혈
   - 사화중 · 사화외 · 박구

2. 출혈 요혈 (자궁출혈 · 장출혈 · 코피 · 눈의 출혈 등등)
   - 담경의 협계: 타박과 외상 및 수술로 인한 출혈에 특효
   - 비경의 은백: 출혈증상 일체
   - 간경의 대돈: 눈의 출혈증상에 특효
   - 독맥의 명문: 출혈증상 일체
   - 화포: 둘째발가락 밑 횡문 중앙; 외상출혈 · 난산 · 태의불하 · 심장통

3. 해독 요혈 (독충의 독 · 식중독 · 술독 등)
- 팔풍: 행간 · 내정 · 협계를 이은 선
- 상팔풍: 태충 · 함곡 · 지오회를 이은 선
- 상삼황上三黃: 넓적다리의 명황 · 천황 · 기황; 간경에서 취혈
- 간경의 오행혈

※ 이삼혈耳三穴도 해독의 효능이 좋다.

4. 쇼크구급 요혈
- 인중
- 소료: 코끝 중앙 부위; 콧병 일체 · 쇼크 · 소아경풍 · 저혈압 · 뇌빈혈
- 노궁과 소부
- 용천
- 손가락 끝과 발가락 끝(손톱 밑 또는 손톱 위 편한 대로)

5. 피부병 요혈
- 팔료혈(선추): 피부병 일체 · 비뇨생식기질환 일체 · 정신병 · 간질
- 신주(독맥) · 견중 · 대장경의 오행혈

6. 간질 요혈
- 신주(독맥) · 고황 + 팔로혈(선추 부위) + 중완 · 거궐

- 중완 · 거궐 · 이내정: 특효혈
- 통관 · 통산 · 통천 + 명황 · 천황 · 기황
- 방광경의 오행혈 + 중완 · 상완 · 하완
- 사봉혈: 영유아 경풍과 간질 특효혈
- 풍관 · 명관 · 기관: 영유아 만병 특효혈

7. 편도선염과 고혈 요혈

- 이삼혈耳三穴: 사혈요법; 귓바퀴 외연 상단 · 중단 · 하단
- 외과첨: 사혈요법
- 내과첨: 사혈요법
- 외삼관: 외과첨과 비골소두의 삼등분 3혈; 각종 암의 특효혈

8. 눈병 요혈

- 간경의 오행혈과 간유 또는 혼문 + 중완 · 관원 + 태양 + 고황
- 태양 · 이첨
- 하삼황혈 + 상삼황혈: 백내장 · 녹내장 특효혈
- 은교: 사혈해 주면 안질환 일체에 좋다.
- 대지골大指骨: 엄지손가락 손톱 바로 아래 관절 횡문 중앙점; 만성안질 · 구안와사 · 얼굴가려움증 · 목강직통
- 소지골小指骨: 새끼손가락 손톱 아래 둘째 관절 횡문 중앙점
- 중지각中指角: 가운뎃손가락 손톱뿌리 양 모서리; 근시특효혈
- 광명光明: 신경의 부류혈 근방인데, 부류혈보다 골격에 연접
- 영골靈骨: 다래끼 특효혈

9. 귓병 요혈

- 신경의 오행혈
- 소상성의 오행혈
- 삼초경의 오행혈
- 이통구耳統區: 바깥 복숭아뼈 전부
- 일중 · 이중 · 삼중과 사마상 · 사마중 · 사마하: 농아聾啞 요혈
- 족삼음경의 오행혈 + 중완 · 관원

10. 콧병 요혈

- 독맥의 상성 · 합곡 또는 영골
- 소료(독맥) · 합곡 또는 영골
- 비유와 위유 그리고 중완
- 사마상 · 사마중 · 사마하 그리고 측삼리와 측하삼리: 특효혈
- 견중肩中: 코막힘 특효혈

11. 치통 요혈

- 위경의 오행혈: 상치통
- 대장경의 오행혈: 하치통
- 내과첨과 외과첨: 사혈요법
- 영골 · 합곡
- 측삼리와 측하심리: 사혈요법
- 중지절: 중지 손톱뿌리 쪽 관절 중앙 전연 함몰부; 사혈요법

12. 당뇨병 요혈

- 비경의 태백혈·공손혈과 신경의 연곡혈을 함께 운용
- 비경의 음릉천(천황)·누곡(지황)·삼음교(인황)을 함께 운용 + 신경의 용천
- 족삼음경의 오행혈 + 중완·관원 + 의사·혼문·지실

13. 고혈압·고지혈증·혈관경화 요혈

- 간경의 오행혈·비경의 오행혈·신경의 오행혈
- 족심足心: 용천혈 후방 한치 부위(영골혈과 함께 탁효)
- 위중: 청근점자출혈 특효
- 사화중·사화외: 점자출혈 특효
- 족삼음경의 오행혈 + 중완·관원 + 고황

14. 백혈병 요혈

- 간경의 오행혈과 비경의 오행혈·신경의 오행혈
- 목두木斗·목류木留: 발등 셋째·넷째발가락 뿌리 부분 중앙점(목두)과 그 상방으로 한치 부위(목류)
- 비경의 음릉천(천황)·누곡(지황)·삼음교(인황)
- 넓적다리의 명황·천황·기황: 간경에서 취혈
- 족삼음경의 오행혈 + 중완·관원 + 의사·혼문·고황

15. 뇌류腦瘤 요혈 (뇌종양·뇌부종 요혈)

- 비경의 태백혈·공손혈과 신경의 연곡혈을 함께 사용

- 일중 · 이중 · 삼중: 갑상선질환 · 구안와사 · 편도선염 · 뇌종양
- 정근과 정종: 아킬레스건의 중앙점(정근)과 정근 상방 두치 부위(정종); 뇌질환 · 척추통증 · 목통증
- 족삼음경의 오행혈 + 중완 · 관원
- 뇌정腦靜: 발뒤꿈치 발바닥 중앙의 전방 1/3 지점

16. 치매와 발달장애 요혈

- 간경의 오행혈과 신경의 오행혈 · 비경의 오행혈
- 뇌청腦淸: 위경의 해계혈 상방 한치 부위(풍지혈과 대추혈 병용)
- 관원 · 중완 · 거궐 · 인당
- 족삼음경의 오행혈 + 중완 · 관원

17. 복수腹水 요혈

- 족삼음경의 오행혈 + 중완 · 관원 · 수분
- 임맥의 수분水分 + 간경의 장문章門
- 관원 · 수분 · 중완 + 간경의 오행혈 · 삼초경의 오행혈
- 비경의 음릉천 · 누곡 · 삼음교: 하삼황혈下三皇穴

18. 난산 요혈

- 화포火包: 둘째발가락 발바닥의 두 번째 가로무늬 정중앙 부위(사혈요법); 난산 · 포의불하 · 진심통 · 간장병
- 간경의 태충: 난산 · 간장병 일체 · 디스크 · 심장마비 · 두통 · 급체 · 자궁병 일체 · 위장병 · 신경쇠약

- 방광경의 지음
- 신경의 용천

19. 맹장염 요혈

- 위경의 함곡혈과 난미혈(족삼리혈 하방 두치 부위)
- 사화중 · 사화외: 사혈요법
- 함곡혈에 자침하고 사화혈 일대를 사혈하면 특효

20. 간염 · 간경화 · 간암 요혈 (간장병 일체 요혈)

- 간경의 오행혈 · 간유 · 혼문 + 목두 · 목류
- 명황明黃 · 천황天黃 · 기황其黃
- 족삼음경의 오행혈 + 중완 · 관원 + 혼문 · 고황
- 간염肝炎: 내과첨 직상방 두치 경골 후연 부위
- 간건肝健: 심경의 신문혈과 소해혈의 정중간점
- 화포火包: 난산 · 포의불하 · 진심통 · 간장병 · 외상출혈 요혈
- 간문肝門: 수관절(소장경 양곡)과 주관절의 중앙 부위

21. 오십견 요혈

- 대장경의 오행혈
- 소장경의 오행혈
- 신관 · 외삼관
- 신경의 부류혈: 태계혈 상방 두치 부위; 좌골신경통 · 이명

22. 사지부종 요혈

- 간경의 중도혈: 내과첨 직상방 7치 경골 후연 부위; 부종·당뇨병·혈뇨·자궁암·생리불순
- 삼초경의 오행혈
- 비경의 음릉천(천황)·누곡(지황)·삼음교(인황)
- 상완의 삼종혈三宗穴: 대장경 곡지 직상 3치(인종)·6치(지종)·9치(천종)

23. 불면증 요혈

- 불면不眠·인당·관원·중완·거궐·태충
- 비경의 삼음교(인황)·누곡(지황)·음릉천(천황)
- 비경의 오행혈·간경의 오행혈·신경의 오행혈
- 안면 1·안면 2

24. 중풍반신불수 요혈

- 내전관(행간혈 반대쪽: 발바닥)과 내족관(태충혈 반대쪽: 발바닥) 그리고 중자와 중선
- 영골·대백·폐경의 척택
- 족삼음경의 오행혈 + 중완·관원·거궐 + 고황
- 견중肩中: 삼각근 정중앙 부위; 소아마비·다리무력증
- 상구리·중구리(담경의 풍시혈)·하구리

25. 부인병 요혈 (갱년기장애 요혈)

- 비경의 삼음교(내과첨 직상 세치 부위)와 음릉천 그리고 간경의 중도(내과첨 직상 7치 경골 후연): 하삼황혈
- 족삼음경의 오행혈 + 중완·관원·전중·인당
- 관원·중완·거궐·인당 + 간경의 오행혈

26. 신경정신질환 요혈

- 관원·기해·중완·거궐·인당·태충
- 족삼음경의 오행혈 + 중완·관원 + 인당·태양
- 사관혈 + 관원·중완·거궐 + 인당·태양

27. 갑상선병 요혈

- 일중·이중·삼중: 외과첨 직상 세치 부위(담경의 현종혈)에서 다시 전방(위경 쪽)으로 한치 부위(일중)와 그 상방 두치 부위(이중), 그리고 다시 그 상방 두치 부위(삼중)
- 관원·중앙·거궐·인당 + 간경의 오행혈

28. 구안와사 요혈

- 일중·이중·삼중 그리고 사마상·사마중·사마하
- 위경의 오행혈과 중완혈·상완혈·하완혈
- 위경의 지창과 협거: 입술바깥쪽 1cm 부위와 눈동자 중심선이 교차되는 지점(지창). 하악각 전상방 1cm 부위로서 이를

악물면 교근이 융기되는 곳(협거); 위장의 바로메타
- 측삼리·측하삼리 + 중완·상완·하완 + 이내정
- 견정(족소양담경)

29. 하악탈구 요혈
- 위경의 하관 + 중완 + 위경의 오행혈 + 태충
- 행간 + 해계

30. 신장방광결석 요혈
- 소장경의 관료(외안각 직하 관골 하연의 함몰처)와 그 직하방 1cm 부위의 혈(코끝 평행선과 외안각 직하선의 교차점)
- 외구外溝: 인중 양옆 1cm 지점
- 신경의 오행혈·방광경의 오행혈

31. 담낭결석 요혈
- 소장경의 관료혈 외방 1cm 부위: 야뇨증·야제증
- 담경의 오행혈과 담유 또는 양강
- 사마삼혈·마쾌수혈: 특효

32. 위·십이지장궤양 요혈
- 위경의 해계혈 부위(사혈요법) + 등 부위의 궤양혈
- 사화중·사화외(사혈요법): 위경의 조구혈 상방 5푼 지점이

사화중혈. 사화중혈의 외후방 1.5치 부위가 사화외혈인데 위경의 풍륭혈과 인접; 모든 위장병 특효혈
- 위경과 소장경의 오행혈
- 위경의 조구·풍륭·비경의 공손·등 부위의 궤양혈
- 족삼리 + 수삼리(화부해혈) + 중완·상완·하완

33. 허리디스크 요혈

- 방광경 오행혈 + 대돈·은백 중심으로 엄지발가락 전체를 진땀나게 자극
- 손등의 영골·대백·하백
- 비경의 음릉천(천황)·누곡(지황)·삼음교(인황)
- 견중·하백·중백 또는 영골: 좌골신경통 특효
- 사관혈(태충·합곡) + 관원·기해·중완 + 수구(인중)

34. 목디스크 요혈

- 방광경 오행혈 + 대돈·은백을 중심으로 엄지발가락 전체를 강자극
- 대장경 오행혈
- 소장경 오행혈
- 삼초경 오행혈
- 정근·정종·영골
- 비경의 공손혈
- 낙침落枕: 손등 제2·제3중수골 사이(삼간혈과 평행선)

35. 지방종류脂肪重瘤 요혈

- 기름덩이(비지)가 들어 있는 혹
- 간경의 오행혈
- 넓적다리의 명황明黃 + 측삼리 · 측하삼리: 특효
- 상삼황上三黃: 명황 · 천황 · 기황; 간경에서 취혈

36. 잠자면서 이 가는 증상 요혈

- 사화하四花下 · 사화중四花中 · 사화상四花上
- 위경의 오행혈 · 중완 · 상완 · 하완
- 사화하: 특효혈

37. 숙취 · 알코올중독 · 담배중독 · 마약중독 요혈

- 간경의 오행혈(+ 이내정 + 중완 · 상완 · 하완 + 인당 · 태양)
- 소료(코끝 중앙 부위) · 이환耳環: 사혈요법
- 사관혈 + 이환(사혈) + 관원 · 중완 + 인당 · 태양 · 소료 + 대돈 · 은백
- 금진金津 · 옥액玉液: 사혈요법(『성서의학』 참조)

38. 유방암 요혈

- 사마상 · 사마중 · 사마하 그리고 일중혈 · 이중혈 · 삼중혈
- 고환 + 중완 · 관원 + 폐경의 오행혈 · 간경의 오행혈 · 위경의 오행혈

39. 자궁암 요혈

- 사관혈 + 삼음교 + 중완 · 관원 · 기해 · 중극 + 고황
- 사마상 · 사마중 · 사마하 · 신관 · 천황
- 외삼관: 외과첨과 비골소두를 이은 선의 중점에 1혈, 그 중점과 외과첨을 이은 중점에 또 1혈, 중점과 비골소두를 이은 중점에 또 1혈; 견비통 · 편도선염 · 뇌류 · 복부의 각종 암에 특효
- 간경의 행간 + 태충

40. 천식 · 폐렴 · 기관지염 요혈

- 수금水金 · 수통水通: 입술 외곽 직하방 5푼 지점(수통). 수통을 기준으로 아랫입술 외연과 평행하게 내측으로 5푼 지점(수금)
- 중자重子 · 중선重仙 · 대백大白: 폐렴 요혈
- 폐경의 오행혈 + 중완 · 관원 + 정천 · 외정천
- 해효咳哮: 손바닥 검지와 중지 뿌리 사이 지점

41. 폐결핵 요혈

- 폐경의 오행혈 + 중완 · 관원 + 고황
- 사화중 · 사화회 그리고 사마상 · 사마중 · 사마하

42. 협심증(진심통: 심교통) 요혈

- 왼쪽 젖가슴 부위가 쥐어짜듯 아픈 증상(극심한 통증)
- 화포(둘째발가락 밑 관절 횡문 중앙) · 소택(소장경): 사혈요법
- 심경의 오행혈 + 심포경의 노궁혈과 내관혈: 심장병 일체

- 내관 · 노궁 · 심문일(손바닥 쪽 중지 둘째마디 중앙 부위): 특효혈
- 간경의 행간혈 후방 5푼 지점(화경火硬)과 비경의 공손혈

43. 심장마비 요혈

- 심경의 오행혈 + 심포경의 노궁혈과 내관혈: 심장병 일체
- 폐경의 척택: 사혈요법
- 사화중 · 사화외: 사혈요법

44. 위장병(위암 · 위염 · 위궤양 등) 요혈

- 위경의 오행혈 + 중완 · 상완 · 하완 + 이내정
- 사화중 · 사화외 + 통관 · 통산
- 사화혈四花穴 + 통천
- 함곡 · 측삼리 · 영골 · 합곡
- 측삼리 · 외삼관

45. 황달 요혈(담낭염 요혈)

- 넓적다리의 상삼황(명황 · 천황 · 기황) · 간문肝門
- 간경의 오행혈 + 목두 · 목류

46. 습관성유산 요혈(안태 요혈)

- 관원 · 제탁提托 · 간경의 오행혈
- 환소還巢: 넷째손가락 둘째마디 외측 정중앙 부위

47. 치질 요혈

- 백회 · 위중: 사혈요법
- 대장경의 오행혈
- 대장경 양계혈에서 곡지혈까지 이은 선에서 3등분하여 취한 3혈
- 소치구: 사혈요법

48. 변비 요혈

- 대장경의 오행혈
- 양쪽 상양혈에 점자방혈(20방울 정도)하면 특효
- 지구 · 조해
- 견중 · 사마중

49. 신장염 요혈

- 신경의 오행혈
- 통신 · 통위 · 통배: 슬개내측상연 함몰처(통신)와 그 상방 2치 부위(통위)와 4치 부위(통배); 족태음비경에서 취혈

50. 소변불통 요혈 (소변출혈증 요혈)

- 하삼황혈下三皇穴: 비경의 음릉천(천황) · 누곡(지황) · 삼음교(인황)
- 방광경의 오행혈

51. 여드름 요혈

- 사마상 · 사마중 · 사마하
- 긴경의 오행혈 · 내장경의 오행혈 · 폐경의 오행혈
- 사봉四縫 · 합곡

52. 풍습성風濕性 심장병 요혈

- 날씨가 궂으면 더 심해지는 심장병
- 통관 · 통산 · 통천: 대퇴 정중선상에서 슬개횡문 상방 5치 부위(통관), 통관 직상방 2치 부위(통산), 통산 직상방 2치 부위(통천)

53. 설사 요혈 (장염 요혈)

- 족삼리 · 측삼리
- 위경의 함곡 · 족천금
- 내정 · 족삼리 · 삼음교
- 곤륜: 새벽 설사

54. 삼차신경통 요혈

- 측삼리 · 측하삼리

55. 빈뇨 요혈 (소변실금 요혈)

- 해표海豹: 비경의 은백과 대도 사이

- 목부木婦: 위경의 여태 바로 위 관절 외측
- 대돈
- 하삼황혈
- 마쾌수 · 마금수

56. 근시 요혈

- 중지각(中指角: 중지 손톱뿌리의 양쪽 모서리 2혈) + 태계 또는 부류 또는 광명 + 비노臂臑
- 간경의 오행혈 + 중완 · 관원 + 태양 · 인당
- 상삼황열 + 광명

57. 백전풍白癜風 요혈

- 심포경의 곡택혈에 옛날 먹(송연묵)으로 먹침 요법
- 구전풍灸癜風: 손바닥의 중지 끝 관절 횡문 중점; 격강구隔薑灸 요법
- 중괴中魁: 손등의 중지손톱 밑관절 횡문 중심 직상 0.5cm 부위

58. 기면증 · 건망증 요혈

- 뇌청腦淸: 해계혈 직상 2치 경골 외연 부위; 소아마비 후유증의 족하수증 요혈

59. 차멀미 요혈

- 대돈 · 은백: 사혈요법

- 이내정 · 노궁

60. 발육부진 요혈

- 용천 + 활육문 + 현종
- 증장이혈增長二穴: 소부혈 직상 5푼처와 1치처
- 관원 + 중완 + 거궐 + 비경의 오행혈 · 간경의 오행혈 · 신경의 오행혈

61. 척추정중선통증 요혈

- 양쪽 위중혈 사혈요법 + 양쪽 곤륜혈
- 양쪽 곤륜혈
- 양쪽 정근 · 정종

62. 악성(만성) 소화불량 요혈

- 이내정 + 중완 + 거궐 + 측삼리 + 측하삼리
- 목두 + 목류 + 중완 + 상완 + 하완
- 위경의 오행혈 + 중완 + 상완 + 하완
- 통관 · 통산 · 통천: 임신구토 명혈

63. 배꼽주위 복통 요혈

- 제변臍邊: 배꼽주변 상하좌우 각 1혈씩 총 4혈; 사혈요법 특효

64. 대퇴내측통 요혈

- 상완의 삼종혈三宗穴: 곡지 직상 3치(인종) · 6치(지종) · 9치(천종); 대장경 선상에서 취혈; 심장병 · 혈관경화 · 사지부종 · 황달 · 좌골신경통

65. 소아마비 · 하지무력 요혈

- 견중 · 운백 · 상곡: 견중을 중심으로 상완 삼각근 부위에 분포된 혈(견중 뒤쪽 1치 부위가 상곡)
- 견중 · 이백 · 하곡
- 족삼음경의 오행혈 + 관원 · 중완
- 하삼황혈 + 상삼황혈
- 슬안 · 상구 · 중봉

66. 비만 · 수척 요혈

- 격유 + 중완 · 관원 + 비경의 오행혈 · 간경의 오행혈
- 사관혈 + 중완 · 관원 + 격유 + 인당
- 토수삼혈 + 영골 · 대백 + 중완 · 상완 · 하완 + 인당

67. 근무력증 · 루게릭병 요혈

- 족삼음경의 오행혈 + 중완 + 관원 + 고황 · 혼문 · 의사 · 지실
- 사관혈 + 관원 · 중완 · 상완 · 하완 + 고황 · 혼문 · 의사 · 지실
- 이내정 · 화포 + 중완 · 상완 · 하완 + 관원 + 인당

68. 류머티즘 요혈

- 족삼음경의 오행혈 + 중완·관원 + 고황 + 소부
- 사관혈 + 승완·관원 + 고황

69. 통풍의 요혈

- 족삼음경의 오행혈 + 중완·관원
- 족삼양경의 오행혈 + 중완·관원

70. 감기 요혈

- 풍문(흉추 2번 옆)·폐유(흉추 3번 옆)·고황·대추
- 영골·합곡
- 측삼리: 코막힘 특효혈
- 넓적다리의 감모 1·감모 2
- 소장경과 방광경의 오행혈 + 폐경의 오행혈
- 중증 감기(감기몸살): 대추혈과 양쪽 고황혈에 자침 특효

71. 뇌진탕 요혈

- 연곡혈(사혈요법) + 정근·정종(강자극)
- 십선혈 + 수구(인중)·노궁·용천
- 상류上瘤: 발바닥 발뒤꿈치 전연 정중앙(뇌종양 특효)

72. 만성가래 요혈

- 고황

- 이내정 + 관원 · 중완 · 상완 · 하완 + 고황

73. 허질환 요혈

- 측삼리 · 측하삼리 + 금진 · 옥액(사혈요법)
- 상삼황 + 견중

74. 중풍실어증 요혈

- 견중 + 상구
- 견중 + 상삼황혈
- 삼중혈 + 목류(능언혈)
- 관원 · 중완 · 거궐 + 족삼음경의 오행혈 + 금진 · 옥액(사혈요법)

75. 불임증 요혈

- 족삼음경 + 중완 · 관원 + 수도(관원혈 양방 2치 부위)
- 수도水道는 족양명위경의 경혈인데, 왼쪽을 자호子戸, 오른쪽을 포문胞門이라 하여 불임증의 명혈로 쓰인다.

76. 전립선질환 요혈

- 족삼음경의 오행혈 + 관원 · 중완 + 견중
- 하삼황혈: 비경의 음릉천(천황) · 누곡(지황) · 삼음교(인황)
- 해표(은백과 대도 중간) · 목부(여태와 내정 중간) · 견중

77. 백내장 · 녹내장 요혈

- 하삼황혈 + 상삼황혈
- 족심음경의 오행혈 + 중완 · 관원 + 태양 · 인당
- 광명 + 명황
- 간경의 오행혈 + 중완 · 관원 + 태양 · 인당

78. 영유아의 만병 요혈 (간질 · 경풍 · 백혈병 · 감기 · 폐렴 · 심장병 · 황달 · 야제증 등등)

- 사봉혈四縫穴: 황백색 점액이나 피를 사출하면 특효
- 검지의 풍관風關 · 기관氣關 · 명관命關: 황백색 점액이나 피를 사출하면 특효
- 이내정
- 관원 + 중완 · 상완 · 하완 + 사봉혈 또는 풍관 · 기관 · 명관

※ 영유아는 의사표시를 못하므로 몸이 아프면 낮이고 밤이고 끊임없이 칭얼대고 울어 제낀다. 울다가 울다가 뱃속이 편해지면 그제야 잠깐 잠이 들어 조용해진다.

아기가 이상증세를 보일 때마다 일일이 병명을 악착같이 다 밝히려고 이 병원 저 병원 정신없이 다닐 것이 아니라 집에서 엄마가 사혈침으로 사봉혈 또는 검지의 풍관 · 기관 · 명관을 치료하는 것이 훨씬 좋다. (좀더 근본적인 치료를 원하면, 이 책의 한약 처방학 편의 정보를 충실히 실천하라. 사랑스런 아기의 난치병을 스스로 고칠 수 있는 정보이고 큰돈을 벌 수 있는 정보이다. 혈액형체질 분유대용식 · 혈액형체질 이유식 ·

혈액형체질 수험생영양식 · 혈액형체질 치유식 등등의 먹을거리 상품을 개발하면 된다. 정보는 다 깔려 있다.)

※ 영유아의 질병 진단법(『성서의학』 295~296pp 참조!)

79. 만성소화불량 요혈

- 사관혈(태충 · 합곡) + 관원 · 중완(상완 · 하완) + 이내정

80. 만성피로 요혈 (육체피로 + 정신 스트레스)

- 사관혈 + 관원 · 중완 + 태양 · 인당(+ 신주 · 지실)

81. 정력부족 요혈

- 사관혈 + 관원 · 중극 · 기해 + 중완(+ 지실)

82. 불감증 요혈

- 합곡 · 삼음교 + 관원 · 중극 · 기해 + 중완 + 인당
- 사관혈 + 관원 · 중완 + 인당 + 팔료혈

83. 수험생 집중력 강화 요혈 (주의력 결핍 아동 요혈)

- 사관혈 + 관원 · 중완 + 태양 · 인당 + 이환(사혈)(+ 팔료혈)

84. 발달장애아(자폐증) 요혈

- 사관혈 + 관원 · 중완 + 태양 · 인당 + 고황(+ 팔료혈)

85. 아토피 · 피부병 일체 요혈

- 견중 · 외삼관 · 삼중혈 · 팔료혈 · 사마삼혈
- 사관혈 + 관원 · 중완 + 이환(사열) · 소료(+ 팔료혈 + 고황)
- 족삼음경의 오행혈 + 관원 · 중완 + 이환(사열) · 소료 + 팔료혈

86. 골절 · 만성 염좌 · 부상회복촉진 요혈 (운동선수 요혈)

- 사관혈 + 관원 · 중완 + 이환(사열) · 소료 + 인당 · 태양 + 현종

87. 전기감전 요혈

- 소료(코끝 중앙) · 내관 · 용천

88. 식도암 요혈

- 삼중혈三中六: 일중 · 이중 · 삼중; 뇌종양 · 유방암의 요혈
- 족소양담경의 광명 · 양보 · 현종
- 위경의 오행혈 + 관원 + 중완 · 상완 · 하완 + 사관혈
- 견우

89. 사시斜視 요혈

- 하삼황혈: 특효혈
- 신관 · 지음
- 간경의 오행혈 + 중완 · 관원 + 태양 · 인당(정명 · 동자료)

90. 이하선염 · 종耳下腺炎 · 腫 요혈

- 신관 · 누곡 · 행간
- 삼중혈 · 측삼리 · 측하삼리
- 소상 · 임읍 · 협계

91. 대풍창(나병) 요혈

- 사관혈 + 관원 + 중완 · 상완 · 하완 + 이환(사혈) · 소료 + 견중

※ 참고 도서: 『경혈학 총서』(안영기, 성보사, 1986)
『동씨침구학』(최무환, 일중사, 2005)

心包·三焦 本色(심포·삼초 본색)

- 심안心眼의 학문인 한의학을 제대로 하려면 심안의 시스템이자 패러다임인 심포心包와 삼초三焦의 관문을 통과해야 한다.

- "세상의 본질은 육안肉眼으론 안 보여.
  심안心眼이라야 보여." (『어린왕자』)

- "色卽是空 空卽是色(색즉시공 공즉시색)
  눈에 보이는 것(色)은 실체가 없고(空)
  눈에 보이지 않는 것(空)은 실체가 있다(色)." (『반야심경』)

- 인체의 엔진은 6장 6부인데 그중에서 심포와 삼초는 심안의 시스템이자 패러다임인지라 해부학적으로 눈에 안 보이는 공空의 세계이고, 나머지 5장 5부는 육안의 시스템이자 패러다임인지라 해부학적으로 눈에 보이는 색色의 세계이다.

- 주석원 님은 『8체질의학의 원리』에서 다음과 같이 설파했다.
  "심포와 삼초는 오장오부의 개별적 작용을, 인체라는 유기체의 전체적 관점에서 통합조절하여, 인체의 모든 기관이 최적으로 제어된 통일기능을 수행하도록 한다."

【위의 문장에서 '인체의 모든 기관이 최적으로 제어된 통일기능'이라는 말을 정통한의학 표현으로 옮기면? 음양조화! 이브와 아담의 조화! 수승화강水昇火降! 실린더와 피스톤의 조화! 땅과 하늘의 조화! 밤과 낮의 조화! 물과 불의 조화!】

⊙ 모든 생명장生命場은 전자기장이다.
그리고 생명력生命力은 음양조화력이다.
심포(수궐음심포경)는 음陰의 컨트롤 타워(블랙 박스)이고 삼초(수소양삼초경)은 양陽의 컨트롤 타워(블랙 박스)로서 궁극적으로 5장 5부를 유기적으로(음양조화를 목표로) 통섭한다. 그래서 큰 병·난치병·만성병·고질을 잘 다스리려면 음양의 컨트롤 타워(블랙 박스)인 심포와 삼초를 잘 조정해야 한다.

⊙ 심포와 삼초를 어떻게 잘 조정할 것인가?
일반적으로 정신·신경·스트레스 문제는 심포를 다스리고, 기화氣化문제는 삼초를 다스리면 된다.
기본 원리는 이러하지만 실전임상에선 복합적인 운용의 묘를 요하는 경우가 많다.
그리고 만약 심포와 삼초의 운용이 너무 어렵다면 대신에 간(족궐음간경)과 담(족소양담경)을 잘 다스려도 차선책은 된다. (하늘은 언제든지 인간을 위하여 최선책과 차선책을 구비해 두었다. 하지만 결정적인 경우엔 최선책과 차선책의 차이는 엄청나다.)

⊙ 백혈병·암·근무력증·당뇨·고혈압·중풍·정신병·치매·간질·나병·아토피·류머티스관절염·공황장애·불면증·자폐증·이명·자율신경실조증·부종·축농증·불임증·정력부족·만성설사·만성변비·만성체증·만성두통·만성요통·만성견배통·만성복부창만증·만성피로·만성생리통·만성냉증·만성감기·비만·수척·조울증·천식·감기몸살 등등 삼만여 종의 병명 중에서 난치병들은 모두 **인체의 근원적인 생명력[음양조화력, 심포와 삼초의 음양통섭력, 수승화강력水昇火降力, 면역력, 자연치유력]**을 회복시키지 않으면 잘 낫지 않는다.

⊙ 심포와 삼초의 음양통섭력(음양조화력)을 탁월하게 정상화시킬 수 있는 혈액형체질 침도의 취혈원리는 다음과 같다.
 • A형: 瀉土補金(사토보금)
 • B형: 瀉水補火(사수보화)
 • AB형: 瀉金補土(사금보토)
 • O형: 瀉火補水(사화보수)

⊙ 육안으로만 살피면 논란이 많은 심포와 삼초! 그 심포와 삼초에 대한 심안의 밑천은? 첫째, 모든 생명장은 전자기장, 둘째, 농자천하지대본, 셋째, 不出戶知天下(불출호지천하)의 인문학적 감수성(순발력)!

제6부

혈액형체질 한약 처방학

혈액형체질 한약 처방학의 원리

◉ **혈액** 한 방울 속에 온몸의 정보가 담겨 있듯이 **혈액형** 속에 온몸의 비밀이 담겨 있는데, 그 정곡은 전자기적 속성(음양적 속성)이다.

A형: ⊖⊖체질; 强陰(강음)체질[濕强燥弱(습강조약)체질]
B형: ⊖체질; 弱陰(약음)체질[寒强熱弱(한강열약)체질]
AB형: ⊕⊕체질; 强陽(강양)체질[燥强濕弱(조강습약)체질]
O형: ⊕체질; 弱陽(약양)체질[熱强寒弱(열강한약)체질]

- A형은 ⊖⊖체질이라 ⊕성질의 약과 궁합이 맞다.
- B형은 ⊖체질이라 ⊕⊕성질의 약과 궁합이 맞다.
- AB형은 ⊕⊕체질이라 ⊖성질의 약과 궁합이 맞다.
- O형은 ⊕체질이라 ⊖⊖성질의 약과 궁합이 맞다.

혈액형체질 한약 통치방론通治方論

⊙ 2007년 현재까지 서양의학적 패러다임으로 밝힌 병명病名은 3만 가지가 넘는데 그 치료효율은 20%대라고 한다.

그렇다면 동양의학의 정수인 한의학의 현실은 어떠한가?

오십보백보다. 게다가 '큰 병(암·백혈병·나병·발달장애·정신병·치매 등)'에 걸리면 한의원엘 갈 생각조차 하지 않는 현실이다.

한의학의 그 좋은 패러다임·우수한 인재들이 나는 아깝다. 그리고 서양의학의 그 좋은 인재들도 아깝다. 모두들 의학의 뿌리·세상의 뿌리·생명의 뿌리인 '음양조화陰陽調和'와 '모든 생명장은 전자기장'이라는 원리만 터득해도 동서양의학의 숨통이 열릴 텐데!

⊙ 서양의학이든 한의학이든 그 치료법으로 큰 병이나 난치병에 재미를 보지 못하고 있다면 다음의 글을 묵상하라.

"내 안의 하느님·내 안의 부처님·내 안의 천하명의 허준 선생을 외면하지 않는다면 오만가지 그 많은 질병의 꽁무니를 일일이 쫓아다니기에 바쁜 처방을 만들 필요가 없다. 과학적 의학을 한다는 인재들이 그까짓 질병들의 병명을 따라다니며 종노릇하고 똥까지 닦아 줄 필요가 있을까? 중요한 길목에다 그물을 치고 기다리다가 잡히는 대로 건져 올리는 처방이 있다. 처방은 단 한 가지, 내 안의 천하명의 허준 선생을 일깨우는 처방 하나면 족하다."

그렇다면 그 처방은 구체적으로 무엇인가?

⊙ 내 안의 천하명의 허준 선생(생명력·면역력·자연치유력·항상성)! 그를 일깨우는 처방은 뭔가?

그 처방은 한마디로 이렇다.

"내 배가 있는지 없는지 모를 정도로 내 뱃속을 평안하게 할 것! 그리하면 내 안의 천하명의 허준 선생의 숨통이 트이나니!"

⊙ 왜 내 뱃속이 평안하기를, 내 배가 있는지 없는지 모를 정도로 해야 할까?

내 뱃속에 도대체 무엇이 있길래?

뱃속엔 우리 몸의 엔진인 6장 6부가 계신다.

엔진인 6장 6부 중 어느 한 곳만 큰 탈(암 등)이 나도 돌아가셔야 한다. 그 정도로 6장 6부, 즉 우리 몸의 엔진은 중요하다. (자동차든 비행기든 컴퓨터든 그 엔진은 모두 인체의 6장 6부의 응용이다. 왜냐하면 인간이 만든 것은 결국 인간의 생리구조를 모방한 것이므로! 그런데 인간이 만든 기계에 대해서는 그 엔진의 중요성을 강조하면서 인간 자신의 엔진인 6장 6부엔 왜 그다지 주목하지 않을까?)

그리고 이목구비耳目口鼻의 병·유방과 난소와 자궁의 병·생식기의 병·갖가지 피부병·뇌의 병·잇몸병·고혈압·정신병·자율신경실조증·신경쇠약증·공황장애·관절염·골수염·백혈병·나병·근육병(근무력증·근이영양증 등)·치매·발달장애·수종·부종·비만·간질·감기몸살·각종 암 등 거의 모든 질병의 근본원인이 바로 인체의 엔진인 '6장 6부의 불편함(안녕하지 못함)'에 있다.

그래서 내 뱃속(인체의 엔진인 6장 6부의 고향)이 평안해야 '장땡'이고, 단잠이 깃들고, 천하명의 허준 선생이 살아 움직여 온몸 구석구석 이목구비와 똥구멍까지 보수정비해서 죽더라도 큰 고통 없이 깨끗하게 껌뻑 죽게 한다(죽을 때 '껌뻑' 죽어 줘야만 혼백이 제 갈 길로, 제 고향으로 제대로 가서 인간세상이 덜 시끄럽다. 혼의 고향은 하늘이고 백의 고향은 땅이다. 전쟁이나 교통사고 등으로 죽을 준비 없이 급사하고 말면 혼백도 정신을 잃어 제 갈 길을 잃고 구천을 떠돈다. 그러니 적당한 병에 걸려 적당히 앓으면서 죽을 준비를 하고 큰 고통 없이 죽어가는 것이 인생의 큰 행복이다. 그런데 큰 병에 걸려 진통제도 듣지 않을 정도로 크게 앓으면서 죽음을 맞이하는 현실이 참으로 안타깝다.)

예부터 전해져 오기를, 내 뱃속 편한 게 장땡이라고 하는데, 내가 암을 비롯한 큰 병에 걸렸을지라도 나와 궁합이 맞는 치료를 받아 '뱃속이 평안해지고 단잠을 이룬다면' 그 치료법은 궁극적으로 내 안의 천하명의 허준 선생을 살아 움직이게 하는 치료법이므로 앞날을 긍정적으로 봐도 좋다.

⊙ 내 몸을 궁극적으로 이롭게 하는 약은 빈속(공복)에 먹어도 뱃속을 편하게 해 준다.

세상의 어떤 약이든 빈속에 먹었을 때 뱃속을 불편하게 하면 궁극적으로 건강을 크게 해친다.

(뱃속엔 인체의 엔진인 6장 6부기 들이 있다. 뱃속이 불편하다는 말은 6장 6부, 즉 인체의 엔진이 불편해 한다는 뜻이다. 몸의 엔진이 불편한데 어찌 몸이 건강해질 것인가?)

『혈액형체질 한의학』의 한약처방은 빈속(공복)에 먹어도 뱃속이 편한 처방을 목표로 여섯 가지 처방을 한다.

첫째, 한약재 중심 처방

둘째, 채소 중심 처방

셋째, 과일 중심 처방

넷째, 곡식 중심 처방

다섯째, 고기 중심 처방

여섯째, 술 처방

이들 여섯 가지 처방은 각기 일당백一當百을 넘어 일당만一當萬의 위력을 내므로 경제적 형편에 따라, 그리고 삶의 상황에 따라 잘 운용하면 오만가지 질병에 탁월한 효과를 낸다. 반드시 혈액형체질 식이요법을 함께 실천해야 제 효과가 난다.

(혈액형체질 침도를 함께 시술받으면 금상첨화!)

이상의 여섯 가지 처방을 일컬어 「혈액형체질 한약 통치방」이라 하고, 그 목표는 내 안의 천하명의 허준 선생을 일깨워 온몸을 다 좋아지게 하는 것이다(하늘이 준 명줄이 다 된 사람은 기대를 말라. 그런데 하늘이 준 명줄을 어찌 정확히 알 것인가? 자기 자신이 제일 정확히 잘 알 수 있다. 어떻게? 자신의 호흡 길이를 관찰하면 명줄이 나온다. 아랫배까지 호흡이 되면 명줄이 아랫배에 있는 것이고, 명치까지 호흡이 되면 명줄이 명치에 있는 것이며, 목까지만 호흡이 되면 명줄이 목에 있는 것이다. 호흡은 저 아랫배 단전에까지 이를수록 명줄이 긴 호흡이다.)

◉ 서양의학 의사들 중에 무식한 의사들은 한약을 독이라고 여긴다. 한약이든 양약이든 **체질을 따지지 않고 음양조화의 원리를 무시하고 투약하면** 둘 다 독이 된다.

분명히 밝힌다. **한약이든 양약이든 투약의 기본원리는 '음양조화의 원리' 이다.** 이 원리를 무시하고 병명만을 쫓아서 투약하면 그 적중률은 소 뒷발로 쥐잡기이고 그 부작용이 만만찮다. 그 부작용은 일차적으로 위장 · 간 · 신장 · 심장을 손상시키고 이차적으로 기혈을 탁하게 하여 인체 곳곳에 염증과 종기를 생성시키며 신경과 경락의 흐름을 막아서 결국엔 인체의 엔진인 6장 6부 전체의 조화를 깨뜨린다.

그 결과 이목구비의 병이 깊어지고 팔다리가 고달파지며 머리도 멍청해진다. 또한 마음과 영혼마저 오염되기도 한다. **음양조화의 원리(세상의 근본원리)를 무시한 투약의 부작용, 그 적나라한 모습을 직시하려면 암병동과 백혈병동, 그리고 정신병원엘 가 보라.**

다시 한 번 밝힌다. 서양의학이든 동양의학이든 투약의 근본원리는 **세상의 근본원리인 음양조화의 원리(너트와 볼트의 조화 · 실린더와 피스톤의 조화 · 이브와 아담의 조화, 그 원리)다.** 세상만사와 세상 온갖 병에 **음양조화의 원리를 근본으로 삼으면 에덴동산(낙원)이요, 음양조화 원리를 무시한 갖가지 박사논문과 잡설을 근본으로 삼으면 실낙원**이다. 그 이유는 『성서』의 창세기에도 나오고 한의학 바이블인 『황제내경』에도 나온다. 우리를 궁극적으로 자유케 하는 진리는 결코 먼 곳에 있지 않다. **이브와 아담의 조화에 있다.** 『황제내경』의 복음을 골수에 새기자.

"陰陽(음양): 天地之道(천지지도)

　　　　　萬物之綱紀(만물지강기)

　　　　　變化之父母(변화지부모)

　　　　　生殺之本始(생살지본시)

　　　　　神明之府(신명지부)

　　　　　治病必求於本(치병필구어본)"

여기서 治病必求於本(치병필구어본)의 뜻을 잘 새겨야 한다.

"삼라만상의 질병은 반드시 근본원리[本], 즉 음양조화의 원리를 통해서야만 그 치료가 가능하다."

우리가 큰 병에 걸려서 고통 속에 헤매다가 음양조화 원리에 맞춘 치료를 받으면 그 예후는 분명히 좋아진다(명줄이 다 되어 죽어 줄 수밖에 없는 상황일지라도 음양조화 원리에 맞는 조치를 받으면 비교적 평화롭게 죽음을 맞이할 수 있다. 만약 죽을병에 걸려서 어떤 치료법으로 고통이 경감되고 예후가 좋아진다면 죽을 때까지 그 치료법을 계속 적용시키는 것이 현명한 조치다. 제아무리 좋다는 치료법일지라도 내 자신이 그 치료를 받고 나서 몸이 더 아파진다면 그 치료법은 나에게 독이다. **온갖 질병으로부터 우리를 자유롭게 하는**

치료법은, 우리의 '뱃속'을 편하게 해 주면서 단잠을 폭폭 이루게 하는 치료법이다. 음양조화 원리를 충실히 따르는 치료법을 만나면 그렇게 된다. 반면에 우리를 온갖 질병의 구렁텅이로 빠뜨리는 치료법은, 우리의 '뱃속'을 불편하게 하면서 잠까지 설치게 하는 치료법이다. 음양조화 원리를 충실히 어기는 치료법을 만나면 그렇게 된다.

⊙ 혈액형체질 한약 통치방의 목표를 다시 한 번 밝히면서 글을 맺는다.

"혈액형체질 한약 통치방은 오만가지 병명의 뒤꽁무니를 쫓아다니기에 급급한 처방이 아니라, **잠자고 있는 내 안의 천하명의 허준 선생(면역력·생명력·자연치유력)**을 일깨워,

첫째, 인체의 엔진인 6장 6부를 조화롭게 하여 대소변을 순조롭게 통하게 하고 단잠을 이루게 한다.

둘째, 머리를 맑게 하며

셋째, 이목구비를 훤하게 하고

넷째, 팔다리의 기운을 좋게 하며

다섯째, 피부를 윤택하게 한다.

느린 듯하지만 가장 빠르고 근본적인 처방이다.

해보면 안다."

⊙ 혈액형체질 한약 통치방은 병명에 관계없이, 남녀노소 관계없이 혈액형에 맞추어 적용하면 된다. 즉 각종 암과 같은 큰 병에 두루 좋고, 영유아의 이유식 및 모유대용식으로도 활용

하기를 적극 권한다.

◉ 혈액형제실 한약 통치방 중에서 '한약재 중심 처방'은 회원 등록 특강 시간에 서로 눈동자 마주보면서 개별 전수되는 정보이다.
본서의 여느 처방과 마찬가지로 '한약재 중심 처방'도, 돈이 많이 있어야만 구할 수 있는 값비싼 약재를 사용하지 않고 서민들 누구나 구할 수 있는 평범한 약재를 혈액형에 맞추어 조화롭게 배합하여, '백년 산삼 효험'을 내는 정보이다.

◉ '백년 산삼 효험'이란, 난치병에 대해서 다른 치료법으로는 기대하기 어려운 치료 효과를 상징적으로 나타내는 용어인데, 그 구체적인 맛은 다음과 같다.
첫째, 뱃속을 편하게 한다.
둘째, 온몸이 개운하고 이목구비와 팔다리가 편해진다.
셋째, 단잠을 잔다.
위의 맛을 보기 시작하면 그 어떤 난치병이라도 회복의 길로 유턴한다. (혹 명줄이 다 되어 회복하지 못하더라도 편안하게 죽음을 맞이할 수 있다.)

혈액형 A형의 한약처방

※ 자연산 또는 유기농 약초와 농산물을 혈액형에 맞추어 배부르지 않게 섭취하면 항암력이 있다.

I. 혈액형 A형의 중요 한약재

천마, 마, 더덕, 녹용, 사향, 우황, 연근, 죽여, 죽순, 죽력, 죽엽, 유근피(느릅나무뿌리), 석창포, 해동피(엄나무껍질), 산도라지, 생강, 은행, 복숭아씨, 살구씨, 은행잎, 머위, 위령선, 용안육, 황금, 민들레, 국화, 들국화, 마황, 대황, 백지, 고본, 한우고기, 사슴고기, 약용버섯, 백합, 패모, 맥문동, 천문동, 오미자, 구기자, 택란, 자원, 여정자, 백자인, 금은화, 인동초넝쿨, 무엿, 살구씨기름, 은행기름, 호두기름, 무씨, 부처손, 자신의 태반(자하거), 미꾸라지, 장어, 겨우살이, 구상나무열매, 주목잎, 매실, (히말라야)석청, 쪽, 토종꿀, 죽염, 구절초, 쑥부쟁이, 복룡간, 채송화, 단풍나무, 잣, 대마, 흑미, 율무, 현미, 수수, 조, 버드나무뿌리껍질 또는 잔가지, 마늘, 오리나무 잔가지, 참나무 잔가지, 단풍나무 잔가지, 은행나무 잔가지, 밤, 우슬, 둥글레(황정), 감자, 당근

Ⅱ. 혈액형 A형의 한약 통치방

(정통 한약은 한약재 처방과 약선 처방을 꼭 함께한다.)
- 목표: 오만가지 병명의 뒤꽁무니를 쫓기에 급급한 처방이 아니라, 내 안의 천하명의 허준 선생을 일깨우는 처방.

- 한약재 중심 처방

- 채소 중심 처방 (각 재료를 동량으로 해서 즙·수프로 이용)
  : 무시래기 또는 무청·무 또는 순무·연근·감자·매운 고추·도라지·당근·양파·표고버섯·미나리를 기본방으로 하고 부추·취나물·민들레·냉이·쑥갓·김·톳·컴프리·브로콜리·갓·삼동초·마늘·파·달래·두릅·생강을 형편따라 가미하라.

- 과일 중심 처방 (각 재료를 동량으로 해서 즙·수프로 이용)
  : 수박·복숭아·토마토·파인애플·망고·호두·밤·무화과·당근·살구·석류

- 곡식 중심 처방 (각 재료를 먹기 좋게 섞어 밥·죽·이유식·감주·약주·떡·미숫가루·곡차 등으로 이용)
  : 율무·현미(또는 일반쌀)·수수·조·흑미·은행·밤·호두·참깨·잣·옥수수·표고버섯·당근·무·순무·무시래기·숯

- 고기 중심 처방 (각 재료를 섞어 전골을 만들어 1주일 2~3회)
  : 소고기·당근·버섯·마늘·감자·양파·고추·부추·미나리(오리·염소·닭·꿩·추어탕·민물고기매운탕·송어회·다슬기전골·우유치즈·우유요구르트 OK)

- 술 처방 : 쌀소주(안동소주 등)·수수주(보드카 등)·쌀동동주(100%)

혈액형 B형의 한약처방

※ 자연산 또는 유기농 약초와 농산물을 혈액형에 맞추어 배부르지 않게 섭취하면 항암력이 있다.

Ⅰ. 혈액형 B형의 중요 한약재

산삼, 장뇌산삼, 인삼, 백출, 창출, 육계, 부자, 계지, 정향, 곽향, 사인, 초두구, 육두구, 백두구, 대복피, 목향, 오약, 향부자, 쑥, 인진, 익모초, 삼릉, 아출, 작약, 반하, 천남성, 석류, 미나리, 당귀, 황기, 백강잠, 제조(굼벵이), 헛개나무열매(지구자), 천궁, 울금, 복룡간, 소합향, 안식향, 유향, 몰약, 침향, 생강, 건강, 자신의 태반(자하거), 미꾸라지, 민물장어, (히말라야)석청, 쪽, 토종꿀, 죽염, 단풍나무, 은행, 호두, 잣, 찹쌀(현미), 찰수수, 차조, 기장(지정), 마늘, 카카오원두, 흑미, 홍화씨, 양강, 강황, 무화과, 소목, 감자, 당근

Ⅱ. 혈액형 B형의 한약 통치방

(정통 한약은 한약재 처방과 약선 처방을 꼭 함께한다.)

• 목표: 오만가지 병명의 뒤꽁무니를 쫓기에 급급한 처방이 아

니라, 내 안의 천하명의 허준 선생을 일깨우는 처방.

- 한약재 중심 처방

- 채소 중심 처방 (각 재료를 동량으로 해서 즙·수프로 이용)
  : 쑥·냉이·취나물·부추·당근·감자·미나리·무시래기·깅·생강·마늘을 기본방으로 하고 무청·무 또는 순무·양파·파·톳·샐러리·갓·삼동초·달래·두릅·쑥갓·표고버섯·브로콜리·신선초·파슬리·치커리를 형편 따라 가미하라.

- 과일 중심 처방 (각 재료를 동량으로 해서 즙·수프로 이용)
  : 복숭아·토마토·파인애플·망고·무화과·당근·수박·살구

- 곡식 중심 처방 (각 재료를 먹기 좋게 섞어 밥·죽·이유식·감주·약주·떡·미숫가루·곡차 등으로 이용)
  : 찹쌀현미 또는 찹쌀·일반 현미 또는 일반 쌀·차조·찰수수·흑미·율무·은행·호두·밤·잣·찰옥수수·참깨·당근·무·순무·무시래기·숯

- 고기 중심 처방 (각 재료를 섞어 전골을 만들어 1주일 2~3회)
  : 닭고기 또는 염소고기·마늘·고추·부추·당근·감자·양파·미나리(꿩·소·오리·추어탕·민물고기매운탕·송어회·다슬기전골·산양유·산양유치즈·요구르트·계란찜 OK)

- 술 처방: 찹쌀주(화랑)·쌀소주(안동소주)·수수주(보드카)·찹쌀동동주(100%)

혈액형 AB형의 한약처방

※ 자연산 또는 유기농 약초와 농산물을 혈액형에 맞추어 배부르지 않게 섭취하면 항암력이 있다.

Ⅰ. 혈액형 AB형의 중요 한약재

토종된장, 간장, 청국장, 녹두, 푸른콩, 다래, 머루, 포도, 다래덩굴, 쇠비름, 머루덩굴, 오가피, 앵두, 단감, 감홍시, 곶감, 상추, 보리, 송화, 솔잎, 명태, 황태, 토란, 바다조개, 바다생선, 자신의 태반(자하거), 지장수, 갈근(칡뿌리), 갈화(칡꽃), 미역, 다시마, 메밀, 토종밀, 보리, 고구마, 키위, 모과

Ⅱ. 혈액형 AB형의 한약 통치방

(정통 한약은 한약재 처방과 약선 처방을 꼭 함께한다.)
- 목표: 오만가지 병명의 뒤꽁무니를 쫓기에 급급한 처방이 아니라, 내 안의 천하명의 허준 선생을 일깨우는 처방.

- 한약재 중심 처방

- 채소 중심 처방 (각 재료를 동량으로 해서 즙·수프로 이용)
  : 숙주나물·콩나물·오이·고구마(잎·줄기)·배추시래기·호박·시금치·미역을 기본방으로 하고, 상추·양상추·양배추·들깻잎·다시마·케일·토란·가지를 형편따라 가미하라. (청국장과 멸치와 새우로 조미를 해도 좋다.)

- 과일 중심 처방 (각 재료를 동량으로 해서 즙·수프로 이용)
  : 포도·머루·다래·키위·단감·곶감·홍시·참외·배·자몽·딸기·오렌지·귤·메론·자두·사과 중 5가지.

- 곡식 중심 처방 (각 재료를 먹기 좋게 섞어 밥·죽·이유식·감주·약주·떡·미숫가루·곡차 등으로 이용)
  : 일반쌀·보리·메밀·토종밀·녹두·해바라기씨·호박씨·들깨·솔잎·숯

- 고기 중심 처방 (각 재료를 섞어 찌개 또는 회로 1주일 2~3회)
  : 바다생선 또는 바다조개·멍게·해삼·배추(시래기)·들깨잎·상추·된장

- 술 처방 : 포도와인·감와인·머루주·다래주·위스키·맥주·메밀주·꼬냑

혈액형 O형의 한약처방

※ 자연산 또는 유기농 약초와 농산물을 혈액형에 맞추어 배부르지 않게 섭취하면 항암력이 있다.

I. 혈액형 O형의 중요 한약재

토종콩으로 제대로 만든 된장, 간장, 청국장, 두유, 우엉뿌리와 씨앗(우방자), 갈근(칡뿌리), 상엽(뽕나무 잎), 쇠비름(오행채, 마치현), 석고, 결명자, 선인장(열매), 치자, 생지황, 숙지황, 고삼, 배추, 양배추, 백편두, 참외, 알로에, 망초, 질경이, 질경이 씨앗(차전자), 붉은팥, 아욱, 동규자, 토란, 케일, 상추, 다시마, 미역, 석결명, 모려, 진주, 홍합, 보리, 토종밀, 대추, 오디, 복분자, 자신의 태반(자하거), 거북껍질, 멧돼지, 오징어뼈, 보리싹, 토종밀싹, 콩(색깔별로 골고루), 고구마, 포도, 배, 사과, 곶감, 토종 된장에 재운 (멧)돼지 불고기, 지장수, 커피원두, 바다생선, 산수유, 건지황, 감초, 와송, 고들빼기, 상백피

Ⅱ. 혈액형 O형의 한약 통치방

(정통 한약은 한약재 처방과 약선 처방을 꼭 함께한다.)

- 목표: 오만가지 병명의 뒤꽁무니를 쫓기에 급급한 처방이 아니라, 내 안의 천하명의 허준 선생을 일깨우는 처방.

- 한약재 중심 처방

- 채소 중심 처방 (각 재료를 동량으로 해서 즙·수프로 이용)
  : 콩나물·배추시래기 또는 배추·양배추·호박·양상추·아욱·근대·케일·가지·우엉·다시마를 기본방으로 하고 숙주나물·알로에·토란·시금치·고구마·미역·질경이·쇠비름·뽕잎·차잎·감잎·호박잎·가지잎·들깨잎·고들빼기를 형편따라 가미하라. (청국장과 멸치와 새우로 조미를 해도 좋다.)

- 과일 중심 처방 (각 재료를 동량으로 해서 즙·수프로 이용)
  : 단감·곶감·홍시·포도·참외·사과·배·딸기·자두·바나나·오디·귤·오렌지·자몽·키위·멜론·머루·다래·선인장 열매 중 5가지

- 곡식 중심 처방 (각 재료를 먹기 좋게 섞어 밥·죽·이유식·감주·약주·떡·미숫가루·곡차 등으로 이용)
  : 일반 쌀·토종밀·보리·콩·팥·해바라기씨·호박씨·들깨·숯

- 고기 중심 처방
  : 돼지고기(1주일 1회)·바다생선·바다조개·멍게·해삼(1주일 2~3회)

- 술 처방 : 맥주·위스키·포도와인·감와인·복분자주·머루주·꼬냑

제 7 부

혈액형체질 식이요법

혈액형 A형 체질의 먹을거리

A형은 음성 체질이므로 짝이 되는 먹을거리는 양성이다. 그런데 음성을 띠는 먹을거리 중에서 A형에게 그리 큰 해가 되지 않는 것들을 골라 몇 가지 추가하여 정리한다. 여기의 음식 분류 적중도는 80% 내외이다. 청출어람을 기대한다. (자연산 및 유기농산물과 약초는 항암력이 있다.)

수분 섭취법

식후 1~2시간 사이에 따뜻한 물을 마시되 분량은 조금 적은 듯하게, 체질에 맞는 과일이나 채소즙 또는 야채수프를 이용해도 좋다.

곡류

멥쌀, 멥쌀현미, 율무, 옥수수, 조, 수수, 흑미, 발아현미, 찹쌀, 찹쌀현미(차조, 기장, 찰수수, 찰옥수수, 콩류, 토종밀, 팥, 녹두, 보리는 적게 섭취하는 것이 좋고, 수입밀과 수입콩은 먹지 않는 것이 좋다.)

잎채소류(효소채소로도 좋다)

죽순, 연잎, 머위, 가죽나무잎, 두릅, 열무, 호이초(바위취), 방풍잎, 토종 산나물류(각종 취나물, 즉 참취, 곰취, 개미취, 미역취 등,

참나물, 모시대, 고사리, 무릇, 산마늘 등), 무잎, 부추, 쑥갓, 갓, 미나리, 고춧잎, 당근 잎, 민들레, 냉이, 달래, 뱀딸기잎, 돌나물, 셀러리, 치커리, 컴프리, 파슬리, 비트, 브로콜리, 콜리플라워, 아스파라거스, 알파파, 크레송, 신선초, 엔다이브, 프라스타, 교나, 오크리프, 뉴그린, 사라다볼, 용설채, 참비름, 명아주, 찔레 잎, 삼동초, 적겨자, 청겨자, 토종상추

기타 채소류(효소재료로도 좋다)

도라지, 무, 순무, 감자, 연근, 당근, 양파, 고추, 피망, 마늘, 마, 식용버섯, 무릇뿌리, 더덕, 긴호박, 생강

과일(효소재료로도 좋다)

석류, 매실, 수박, 복숭아, 살구, 잣, 은행, 밤, 호도, 토마토(파인애플, 망고, 바나나, 아몬드, 파스타치오, 무화과, 사과, 배, 곶감, 포도, 딸기, 대추, 참외, 키위, 머루, 다래, 자몽, 멜론, 유자, 귤, 오렌지, 코코넛, 오디, 체리, 레몬, 산딸기, 자두, 대추, 코코아, 앵두, 모과는 적게 섭취할수록 좋다.)

육류

한우고기, 수입쇠고기, 치즈, 우유요구르트, 사슴고기, 토끼고기, 염소고기, 닭고기, 꿩고기, 오리고기, 기러기, 자고새(개고기, 돼지고기는 피하는 것이 좋다.)

수산물

김, 파래, 감태, 조기, 명태, 황태, 대구, 갈치, 민물고기, 민물조

개, 참게(바다횟감, 등푸른생선, 오징어, 낙지, 가오리, 게, 바다조개, 홍어, 멸치, 새우, 복어, 미역, 다시마 등은 적게 섭취하는 것이 좋다. 굳이 먹으리면 냅게 요리하는 것이 좋다.)

조미료

흑(황)설탕, 호도기름, 참기름, 옥수수기름, 올리브유, 현미유, 홍화씨기름, 현미식초, 식용버섯가루, 죽염, 구운소금(죽염), 된장, (찹)쌀고추장, (찹)쌀엿, 무엿, (죽염)간장, 겨자, 후추, 고추냉이(와사비), 고춧가루, 토하젓(민물새우젓), 참깨, 살구씨기름, 유채씨기름, 무씨기름, 자염煮鹽

음료

숭늉, 감주(잣+호도+율무+옥수수차), 율무차, 옥수수차, 생강차, 연잎차, 구절초차, 국화차, 들국화차, 대잎차, 조릿대잎차, 시누대잎차, 인동초잎차, 금은화차, 민들레차, 박하차, 제비꽃차, 매실차, 오미자차, 구기자차, 마즙, 천마즙, 천마차, 헛개나무열매차, 석류차, 유근피차

술

소주, 쌀소주, 찹쌀주(정종, 동동주 등), 매실주, 도라지주, 오미자주, 천마주, 구기자주, 호도주, 연근주, 쌀막걸리, 은행주, 살구씨주

꿀

밤꿀, 토종꿀, 화분, 프로폴리스, (히말라야)석청

기타

도토리묵, 마늘죽염환, 마늘매실환, 아이스크림, 동충하초, (저온살균)우유, 분유, 요구르트, 천마가루, 마가루, 누에가루, 약용버섯, 번데기, 클로렐라, 백설기, 인절미

허브(효소재료로도 좋다)

캐모마일, 벨가못, 세이보리, 라벤더, 딜, 레몬밤, 민트, 안젤리카, 야로우, 코리안더, 포트마리골드, 보리지, 콘플라워, 타라곤, 펜넬, 차이브, 차빌

비타민

비타민 A

A형이 중증인 경우

저녁을 단식한다. / (한우고기+버섯+양파+마늘+미나리+파+고추+부추)요리를 즐겨 먹는다. / 반신욕이나 적절한 일, 운동을 통하여 땀을 충분히 내는 것이 긴요하다. (맨발로 오염되지 않은 황토를 밟으면서 할 수 있는 일이나 운동이면 금상첨화다. 주말농장, 맨발황토탁구장, 맨발황토배드민턴장 등등.) / 죽염이나 자염으로 간을 맞춘다.

위의 음식과 약을 양성체질인 AB형과 O형이 즐겨 먹으면 좋지 않은 결과를 초래한다.

혈액형 B형 체질의 먹을거리

B형은 음성 체질이므로 짝이 되는 먹을거리는 양성이다. 그런데 음성을 띠는 먹을거리 중에서 B형에게 그리 큰 해가 되지 않는 것들을 골라 몇 가지 추가하여 정리한다. 여기의 음식분류 적중도는 80% 내외이다. 청출어람을 기대한다. (자연산 및 유기농산물과 약초는 항암력이 있다.)

수분섭취법
식후 1~2시간 사이에 따뜻한 물을 마시되 분량은 조금 적은 듯하게! 체질에 맞는 과일이나 채소즙 또는 야채수프를 이용해도 좋다.

곡류
찹쌀, 찹쌀현미, 찰옥수수, 찰수수, 차조, 기장, 율무, 흑미, 멥쌀, 멥쌀현미(옥수수, 수수, 콩류, 녹두, 팥, 토종밀, 보리는 적게 섭취할수록 좋고 수입밀과 수입콩은 먹지 않는 것이 좋다.)

잎채소류(효소재료로도 좋다)
당귀잎, 인삼잎, 토종산나물류(각종 취나물, 즉 참취, 곰취, 개미취, 미역취 등, 참나물, 모시대, 무릇, 산나물 등), 쑥, 두릅, 뱀딸기잎, 찔레잎, 돌나물, 달래, 냉이, 갓, 쑥갓, 미나리, 토종상추, 부추, 무잎, 열무, 삼동초, 신선초, 크레송, 알파파, 엔다이브, 프라스타, 교나, 오크리프, 적겨자, 청겨자, 뉴그린, 사라다볼, 비트용설채, 방풍잎, 아스파라거스, 콜리플라워, 브로콜리, 파슬리, 치커리, 셀러리, 머위, 가죽나무잎, 고춧잎, 천궁잎, 당근잎, 민들레

기타 채소류(효소재료로도 좋다)

마늘, 고추, 피망, 양파, 당근, 감자, 무, 순무, 도라지, 무릇뿌리, 긴호박, 생강, 마, 더덕

과일(효소재료로도 좋다)

수박, 복숭아, 살구, 석류, 잣, 은행, 호도, 토마토(코코넛, 코코아, 파인애플, 망고, 자야, 아몬드, 파스타치오, 체리, 레몬, 오디, 산딸기, 자두, 애추, 앵두, 모과, 유자, 귤, 오렌지, 사과, 감, 배, 곶감, 포도, 딸기, 밤, 매실, 참외, 키위, 메론, 무화과, 머루, 다래, 대추, 자몽은 적게 섭취할수록 좋다.)

육류

닭고기, 오리고기, 꿩고기, 자고새, 기러기, 메추리, 토끼고기, 염소고기, 한우고기, 사슴고기, 계란, 오리알, 메추리알(젖소고기, 치즈, 우유, 우유요구르트, 개고기, 돼지고기, 멧돼지고기 등은 적게 섭취하는 것이 좋다.)

수산물

김, 파래, 감태, 우뭇가사리, 톳, 조기, 명태, 황대, 대구, 살지, 민물고기, 민물조개, 참게(미역, 다시마, 바다횟감, 바다조개, 멸치, 새우, 오징어, 낙지, 복어, 홍어, 가오리, 등푸른생선, 게 등은 적게 섭취하는 것이 좋다. 굳이 먹으려면 갖은 양념을 다해서 맵게 요리하는 것이 좋다.)

조미료

흑(황)설탕, 참기름, (찰)옥수수기름, 올리브유, 살구씨기름, 유채씨기름, 홍화씨기름, 현미유, 호도기름, 현미식초, 죽염, 구운소금, (죽염)된장, (죽염)간장, (찹)쌀엿, 무엿, 겨자, 산초(제피, 초피), 후추, 고추냉이(와사비), 고춧가루, 토하젓(민물새우젓), 참깨, 자염煮鹽

음료

숭늉, 감주, (찰)옥수수차, (찹쌀)현미차, 생강인삼차, 계피차, 쑥차, 헛개나무열매차

술

쌀소주, 찹쌀주(정종, 동동주), 소주, 인삼주, 장뇌산삼주, 호도주

꿀

토종꿀, 화분, 프로폴리스, (히말라야)석청

기타

도토리묵, 마늘죽염환, 인진환, 누에가루, 번데기, 클로렐라, (저온살균)산양유, 산양분유, 산양유요구르트, 삼계탕, 옻닭, 인절미, 백설기

허브(효소재료로도 좋다)

캐모마일, 벨가못, 세이보리, 라벤더, 딜, 레몬밤, 민트, 안젤리카, 야로우, 코리안더, 로트마리골드, 보리지, 콘플라워, 타라곤, 펜넬, 차이브, 차빌

비타민

비타민 B군群

B형이 중증인 경우

저녁을 단식한다. / 찹쌀이나 찹쌀현미를 반 이상 섞어 알곡밥을 지어 먹는다. / 토종닭, 유황오리, 자연산 토종 미꾸라지나 민물장어, 민물새우젓 등을 즐겨 먹는다. / 죽염이나 자염으로 간을 맞춘다. / 땀을 많이 흘리는 운동이나 일은 삼간다. / 맨발로 오염되지 않은 황토를 밟는 일이나 운동이 긴요하다(주말농장, 맨발황토탁구장, 맨발황토배드민턴장 등등).

위의 음식과 약을 양성 체질인 AB형과 O형이 즐겨 섭취하면 좋지 않은 결과를 초래한다.

혈액형 AB형 체질의 먹을거리

AB형은 양성 체질이므로 짝이 되는 먹을거리는 음성이다. 그런데 양성을 띠는 먹을거리 중에서 AB형에게 그리 큰 해가 되지 않는 것들을 골라 몇 가지 추가하여 정리한다. 여기의 음식 분류 적중도는 80% 내외이다. 청출어람을 기대한다. (자연산 및 유기농산물과 약초는 항암력이 있다.)

수분섭취법

식후 1~2시간 사이에 시원한 생수나 보리차를 충분히 마신다. 체질에 맞는 과일이나 채소즙 또는 야채수프를 이용해도 좋다.

곡류

보리, 토종밀, 메밀, 콩류(색깔별로 골고루), 팥, 녹두, 현미, 흑미, 쌀, 옥수수(찰옥수수, 수수, 찰수수, 조, 차조, 기장, 찹쌀, 찹쌀현미, 율무는 적게 섭취할수록 좋다.)

잎채소류(효소재료로도 좋다)

배추, 양배추, 양상추, 시금치, 근대, 아욱, 들깻잎, 호박잎, 케일,

토란잎, 질경이, 쇠비름(오행채), 콩잎, 고구마잎, 가지잎, 뽕나무잎, 감잎, 청경채, 봄동, 단배추, 비타민채, 로메인, 슈가로프, 트레비소(적치콘), 포프, 쌈배추, 우엉잎

기타 채소류(효소재료로도 좋다)

콩나물, 숙주나물, 오이, 호박, 가지, 우엉뿌리, 토란뿌리와 줄기, 고구마, 알로에

과일(효소재료로도 좋다)

감, 딸기, 배, 사과, 오디, 포도, 다래, 머루, 자두, 애추, 참외, 앵두, 귤, 모과, 곶감(바나나, 오렌지, 자몽, 멜론, 대추, 수박, 복숭아, 살구, 잣, 은행, 호도, 토마토, 코코넛, 키위, 레몬, 석류, 파인애플, 망고, 밤, 매실, 코코아, 자야, 아몬드, 파스타치오는 적게 섭취하는 것이 좋다.)

육류

AB형은 육류와 달걀, 오리알, 메추리알 등을 먹지 않을수록 좋다. 대신에 바다생선이나 바다조개를 먹는 것이 좋다.

수산물

미역, 다시마, 바다생선과 바다조개, DHA, 키토산, 어묵, 배추를 많이 넣은 추어탕, 배추+시금치+된장+다슬기로 끓인 다슬기탕

조미료

참기름(조금), 들깨기름, 콩기름, 유채기름(소금), 올리브유(조금), 홍화씨기름(조금), 배추엿, 양배추엿, 케일엿, 보리엿, 토종밀엿, 호박엿, 고구마엿, 흑(황)설탕, 간장, 된장, 감식초, 사과식초, 자염煮鹽, 구운소금

음료

보리차, 감잎차, 녹차, 뽕잎차, 칡차, 칡꽃차, 솔잎차, 감주, 오가피차, 숭늉, 지장수

술

포도주, 머루주, 다래주, 토종밀막걸리, 오디주, 오가피열매주, 맥주, 양주

꿀

아카시아꿀, 크로바꿀

기타

된장, 간장, 콩나물, 청국장, 콩국, 두부, 두유 등의 콩제품류. 메밀묵, 청포묵, 해바라기씨, 소맥배아, 맥주효모, 호박씨, 엿기름, 보리싹, 토종밀로 만든 과자와 빵, 알로에, 팥아이스크림, 팥빵(붕어빵 등), 시루떡

허브(효소재료로도 좋다)

세이지, 로즈메리, 스위바질, 타임, 히솝

비타민

비타민 C

AB형이 중증인 경우

저녁을 단식한다. / 토종밀국수나 막국수(메밀국수)를 즐겨 먹는다. / 제대로 만든 토종된장으로 케일, 청경채, 배추, 상추, 뽕나무잎 등에 보리콩밥을 쌈싸 먹는다. / 체질에 맞는 과일과 채소로 즙을 내어 즐겨 먹는다. / 땀을 많이 흘리는 일이나 운동은 삼가고, 맨발로 오염되지 않은 황토를 밟는 것이 긴요하다(주말농장, 황토맨발탁구장, 황토맨발배드민턴장 등등). / 육류는 바다생선 외에는 엄금한다. / 자염이나 구운소금으로 간을 맞춘다.

위의 음식이나 약을 음성 체질인 A형이나 B형이 즐겨 먹으면 좋지 않은 결과를 초래한다.

혈액형 O형 체질의 먹을거리

O형은 양성 체질이므로 짝이 되는 먹을거리는 음성이다. 그런데 양성을 띠는 먹을거리 중에서 O형에게 그리 큰 해가 되지 않는 것들을 골라 몇 가지 추가하여 정리한다. 여기의 음식분류 적중도는 80% 내외이다. 청출어람을 기대한다. (자연산 및 유기농산물과 약초는 항암력이 있다.)

수분섭취법

식후 1~2시간 사이에 생수나 보리차를 충분히 마신다. 체질에 맞는 과일이나 채소즙 또는 야채수프를 이용해도 좋다.

곡류

보리, 토종밀, 메밀, 콩류(색깔별로 골고루), 팥, 녹두, 현미, 흑미, 쌀, 옥수수(찰옥수수, 수수, 찰수수, 조, 차조, 기장, 찹쌀, 찹쌀현미, 율무는 적게 섭취할수록 좋다.)

잎채소류(효소재료로도 좋다)

배추, 양배추, 양상추, 시금치, 근대, 아욱, 우엉잎, 들깻잎, 호박잎, 콩잎, 가지잎, 고구마잎, 뽕나무잎, 감잎, 쇠비름(오행채), 케일, 청경채, 봄동, 단배추, 쌈배추, 비타민채, 로메인, 슈가로프, 트레비소(적치콘), 포프, 토란잎

기타 채소류(효소재료로도 좋다)

콩나물, 숙주나물, 오이, 호박, 가지, 우엉뿌리, 토란뿌리와 줄기, 고구마, 알로에, 땅콩

과일(효소재료로도 좋다)

감, 딸기, 배, 사과, 포도, 다래, 머루, 오디, 참외, 대추, 자두, 애추, 귤, 곶감(바나나, 오렌지, 키위, 자몽, 멜론, 수박, 복숭아, 살구, 토마토, 레몬, 잣, 은행, 호도, 코코넛, 아몬드, 파스타치오, 코코넛, 석류, 파인애플, 망고, 매실, 밤은 적게 섭취하는 것이 좋다.)

육류(토종된장에 재운(멧)돼지불고기를 특별히 권한다)

돼지고기와 돼지로 만든 제품(햄, 소시지 등), 멧돼지고기, 개고기(닭고기, 오리고기, 토끼고기, 쇠고기, 염소고기, 사슴고기 등과 닭알, 오리알, 메추리알 등은 적게 먹을수록 좋다.)

수산물

미역, 다시마, 바다생선과 바다조개, DHA, 키토산, 어묵, 바다생선포, 배추를 많이 넣은 추어탕, 배추+시금치+된장+다슬기로 끓인 다슬기탕

조미료

참기름(조금), 유채기름(조금), 올리브유(조금), 홍화씨기름(조금), 된장, 간장, 감식초, 사과식초, 흑(황)설탕, 배추엿, 양배추엿, 케일엿, 보리엿, 토종밀엿, 호박엿, 고구마엿, 쇠비름엿, 감엿, 뽕잎엿, 자염煮鹽, 구운소금

음료

보리차, 감잎차, 녹차, 뽕잎차, 칡차, 칡꽃차, 솔잎차, 감주, 숭늉, 지장수

술

맥주, 양주, 포도주, 머루주, 오디주, 복분자주, 토종밀막걸리

꿀

아카시아꿀, 크로바꿀

기타

콩제품류(된장, 간장, 청국장, 콩국, 두부, 두유, 콩나물 등), 메밀묵, 청포묵, 해바라기씨, 호박씨, 엿기름, 보리싹, 소맥배아(토종밀싹), 맥주효모, 알로에, 토종밀로 만든 과자와 빵, 팥아이스크림, 팥빵(붕어빵 등), 알로에, 다시마환, 시루떡

허브(효소재료로도 좋다)

세이지, 로즈마리, 스윗바질, 타임, 히솝

비타민

비타민 C, 비타민 E

O형이 중증인 경우

저녁을 단식한다. / 육류 섭취를 절제하고, 제대로 만든 토종막된장으로 케일, 양배추, 배추, 상추, 뽕나무잎, 청경채 등에 쌈싸 먹는 것이 좋다. / 토종밀국수를 자주 먹는 것이 좋다. / 체질에 맞는 과일과 채소로 즙을 내어 즐겨 먹도록 한다. / 운동은 땀을 충분히 흘리는 운동이 좋고, 맨발로 오염되지 않은 황토를 밟을 수 있다면 금상첨화이다. / 자염이나 구운소금으로 간을 맞춘다.

위의 음식과 약을 음성 체질인 A형이나 B형이 즐겨 먹으면 좋지 않은 결과를 초래한다.

제8부

한의학을 위한 인문학적 밑천

모든 의학을 위한 인문학적 밑천 ①

- ⊙ 불교인·기독교인, 남녀노소, 동·서양인을 가리지 않고 일어나는 사람 몸의 공통적인 생명현상, 즉 생리(生理: 삶의 이치)를 한마디로 꿰면?
 = 세포·6장 6부·경락·신경의 **자발적인 협력과 나눔**! =

- ⊙ 불교인·기독교인을 가리지 않고 일어나는 사람 몸의 공통적인 병리현상, 즉 병리(病理: 병이 일어나는 이치)를 한마디로 꿰면?
 = 세포·6장 6부·경락·신경의 **나 홀로 자유와 독점**! =

- ⊙ "진리가 너희를 자유케 하리라." (『성서』)
 우리를 자유케 하는 진리란, 정보 중의 정보로서 時空(시공)의 장벽을 넘어서고 종교의 장벽도 넘어서고 남녀노소와 동·서양인의 장벽도 넘어선다.
    - 생명공학분야에서 각종 치료법의 연구와 의약개발연구를 어떻게 해야 우리를 자유케 하는 진리가 될까?
    - 사주팔자가 우리를 자유케 하는 진리인가?

사주팔자는 시공의 장벽에 걸려서 헤매는 사이비다.
- 명당이 따로 있는가?

명당 아닌 곳이 우리 몸(소우주) 어디에 따로 있는가? (맹장과 자지의 최첨단 껍질과 편도선이 명당이 아니라고 해서 너도나도 함부로 잘라내 버린 시절이 있었지. 그런데 최첨단 과학시대인 오늘날엔 자궁과 유방과 육장육부에 작은 암덩어리가 깃들어 있으면 명당이 아니라고 여겨 잘도 잘라내 버린다. 좀 큰 암덩어리가 있으면 겁이 나서 칼을 못 대고 항암제로 몸 전체를 폭격해 버려 우리 몸을 진짜로 명당 아니게 만들고 있는 것이 오늘날 의학의 대세다. 과학적 의학이라는 이름으로 줄기차게 우리의 숨통을 조여 오는 이 현실을 열어 제낄 숨길(열쇠)을 찾아야 할 때다. 더 늦으면 바로 내가, 당신이, 과학적 의학이라는 허울좋은 '악마적 시스템'에 빠져서 당한다. 종합병원 암병동에 가서 한 번 보라. 우리를 자유케 할 의학적 진리가 거기에 있는지 가서 한 번 보라. 그 똑똑한 선수들 중의 선수들인 의사들이 자기들이 무슨 죄를 짓는지도 생각지 않고 과학적 의학조치라는 이름으로 끝없는 임상실험을 자행하고 있는 악마적 시스템을 '깨어 있는 눈'으로 한 번 보라. **모든 생명은 생래적으로 명당이다. 어느 정도 명당이냐? 생명마다 천하명의 허준 선생과 의학의 아버지 히포크라테스가 깃들 정도로 명당이다. 나아가서 하씨 아저씨까지도 숨어 계시는 명당이다.** 생명을 좌지우지하며 다루는 의학의 대전제는 뭘까? 만물의 영장인 인간은 명당 중의 명당이고 천하명의 허준 선생이 생래적으로 우리들 몸 속에 깃들어 있기에, 의학의 할 일은 그저 때맞춰 허준 선생의 숨길만 틔워 주면 된다는 것이 의학의 대전제여야 우리의 숨통이 궁극적으로 막히지 않는다.)

- 내 안의 하느님 · 내 안의 부처님 · 내 안의 명의 허준 선생(자연치유력 · 면역력 · 생명력) · 내 안의 道(도)…

이런 것은 우리를 자유케 하는 진리인가 아닌가?

모든 의학을 위한 인문학적 밑천 ②

⊙ 하늘 아래 새 것은 없나니. (『성서』)

⊙ 텅 빈 충만
天地之間 其猶橐籥乎(천지지간 기유탁약호)
虛而不屈 動而愈出(허이불굴 동이유출) – 『노자』
천지 사이는 풀무와 같은가?
비었지만 다함이 없고
움직일수록 (신령스러운 기운이) 더욱더 많이 나온다.

⊙ 使夫智者 不敢爲也(사부지자 불감위야) – 『노자』
지혜로운 자들로 하여금 감히 뭘 한다고 설치지 못하게 하라.
 (이 시대 최고로 지혜로운 자들은 의사와 한의사다. 그대들은 궁극적으로 뭘 믿고 장사를 하는가? 그대들의 학문적 지혜를 의지하고 있는가, 아니면 내 안의 천하명의 허준 선생·내 안의 붓다·내 안의 하느님을 의지하고 있는가? 대답하라!)

⊙ 不出戶 知天下(불출호 지천하) – 『노자』

문밖을 나가지 않고도 천하를 다 안다.

(세상엔 일일이 다 해보지 않고서도 통달해야만 할 것들이 있다.)

1. 시집가기 전에 아기를 낳거나 길러 보지 않고도 시집만 가면 여자들은 다 할 줄 안다. 아기 낳고 기르는 것을.
2. 예수께서 가라사대 '깔깔깔 동심이 천국' 이라고 했는데, 지가 장가라도 가서 애 하나라도 낳아다 길러 보고 한 소린가?
3. 바닷물 맛을 알기 위해서 저 넓은 바닷물을 다 마셔 봐야만 하는가?
4. 혈액형에 따른 수혈 이론이 정립되어 있는데, 세상의 모든 사람에게 다 해보고 정립했는가?
5. 사상체질론이 있는데, 세상의 모든 사람에게 다 실험해 봤을까?
6. 혈액형체질 한의학(한약 · 침도 · 식이요법)은?

(돈자랑 할 것밖에 없다 할 정도로 돈 많은 말기암 환자와 에이즈 환자가 어느 날 나에게 물었다. 말기암과 에이즈를 치료해서 살려 낸 경험이 있느냐고. 나는 돌팔이다. 그래서 내가 도로 물었다. 당신들은 죽을병에 걸려서 나 같은 돌팔이에게 지극정성으로 (돈 말고) 몸을 맡겨 본 적이 있느냐고. 나는 없다. 말기암과 에이즈를 치료해서 살려낸 경험이 없다. 그러나 나는 있다. 몇 건의 말기암과 재발암을 희망이 보일 정도로 다스리다가 결국 놓쳐 버린 경험이 있다. 실패한 경험이 있다는 말이다. 나의 실패한 경험이 탐나는 자는 때늦기 전에 나에게 오라. 그리고 눈 밝은 자는 나에게 굳이 올 필요 없다. 왜냐하면 이 책에 숨어 있는 처방이 환히 보일테니까!)

모든 의학을 위한 인문학적 밑천 ③

※ **사람의 근본적인 가치는 모든 학문의 궁극적인 밑천이다.**
◉ 대저 '큰사람'은 하늘과 땅의 변화와 양육을 도울 수 있으며, 하늘과 땅과 더불어 삼위일체가 된다. (『중용』)

◉ 모름지기 '큰사람'은 하늘과 땅과 더불어 그 덕을 같이하고, 해와 달과 더불어 그 밝음을 같이하고 네 계절과 더불어 그 삶의 질서를 같이하고 귀신과 더불어 그 길흉의 판단을 같이한다. (『주역』)

◉ 천지인天地人의 걸작품은? 사람! (『유쾌한 운명론』)

◉ 나마스떼: 당신께 깃들어 있는 신神께 문안드립니다.

◉ 인간의 최고·최첨단 발견품은? 신神! (「만들어진 신」이 아니라 「숨어 계신 신」이다!)

◉ 귀신이 제일 무서워 하는 것은? 인간! (그래서 인간의 마음속 깊은 곳에 귀신이 숨어 있다. 인간이 못 찾게!)

⊙ 태초로부터 하느님의 보이지 아니하는 것들, 곧 그의 영원하신 능력과 신성(神性 =divine nature)이 그 지으신 만물에 분명히 보여 알게 되나니, 그러므로 우리가 핑계치 못할지니라. (『성서』)

⊙ 너희가 하느님의 성전Holy Palace인 것과 하느님의 성령Holy Spirit이 너희 안에 거하시는 것을 알지 못하느뇨? 누구든지 하느님의 성전을 더럽히면 하느님이 그 사람을 멸하시리라. 하느님의 성전은 거룩하니 너희도 그러하니라. (『성서』)

⊙ 하늘 아래 새 것은 없나니. (『성서』)
(하늘 아래 헌 것만 있다는 말이 아니다. 태초부터 궁극적으로 인생에 필요한 생명 시스템은 다 구비되어 있다는 뜻이다.)

⊙ 하느님의 능력은 약한 데서 온전해진다. (『성서』)

⊙ 눈에 보이는 모든 것들은 눈에 보이지 않는 것에서 비롯되었나니. (『성서』)

⊙ 몸이 없으면 마음도 영혼도 없고 인생도 없다. 우리의 몸엔 생래적으로 천하명의 허준 선생이 깃들어 있고 우리의 마음엔 세상의 희망인 하느님께서 숨어 계시고 우리의 영혼엔 '큰 빛으로 온 누리에 비추소서'와 '세상의 소금'이 자리잡고 있다. (『혈액형체질 한의학』)

한의학을 위한 인문학적 밑천 ①

- 한의학은 **사람을 통째로, 있는 그대로 인정하고 사랑하는** 학문이자 도道이다.

- 爲學日益 爲道日損(위학일익 위도일손) (『노자』)
  학문의 길은 하루하루 쌓아가는 것이요,
  도의 길은 하루하루 덜어 내는 것이다.

- 사람은, 몸과 마음과 영혼이다.
  (사람을 통째로, 있는 그대로 보자면 말이다.)
  몸을 초라고 한다면, 촛불은 마음이요, 촛불로 인해 세상이 환해지는 것, 바로 그것이 우리가 꿈에도 그리는 영혼이다.
  인간창조, 그것이 조물주의 몫이었다면 우리의 영혼창조, 그것은 당연히 인간세人間世를 사는, 인생을 사는 우리의 몫이다. ('영혼창조는 우리 인간의 몫' 이라는 말을 잘 모르겠으면, 깨달음의 도사인 붓다께 물어 보라. 붓다의 평생 화두가 '영혼창조는 우리 인간의 몫' 이었다. 그 화두를 위해 팔만장광설법을 했었지만 결국엔 한마디도 설법을 하지 않았다고 뻥을 쳤다. 뭘 믿고서 그 큰 뻥을 쳤을까? 세상의 중심인 너 자신, 온통 진리 투성이인 너 자신을 믿으라고 그 큰 뻥을 쳤다. 그래서 붓다는 죽어 가면서 자유롭게 복음을 선포했다.

"세상 어떤 다른 것도 말고 너 자신을 믿고 진리에 의탁하라."
모름지기 죽어 가면서 남기는 말은 모두 선善하다.)

⊙ 하느님은 어디에 숨으면 들키지 않을까?
　영혼은 어디에 숨으면 들키지 않을까?
　　　　　　"영혼 숨길 여백"
⊙ 한의학은 술術이 아니라 도道!
　　　　　"영혼을 생각하는 한의학
　　　　　　숨길을 여는 한의학,
　　　　　　여백이 있는 한의학!"

⊙ 사람이 뭔데?
내 청춘과 눈물과 사랑을 바쳐 '사람'이라는 것을 최첨단 과학적으로 탐구해 보니 다음의 표현이 내 가슴을 쳤다.
　　　"하느님께서 흙으로 사람을 지으시고 숨길을 여시니
　　　　사람이 생령生靈이 된지라."(『성서』)
(이보다 더 최첨단 과학적 표현이 있으면 나와 보라고 해!)

한의학을 위한 인문학적 밑천 ②

⊙ 한의학은 어떤 학문인가?
心身一如(심신일여), 生死一如(생사일여),
聖俗一如(성속일여), 醫宗一如(의종일여)의 학문이다.

⊙ 한의학은 인간을 통해 우주의 혼魂을 연주하고자 한다.
(한의사는 인간의 6장 6부 오케스트라를 지휘하는 예술가이다. 6장 6부는 인간의 엔진인데, 한의학은 6장 6부를 통해 몸과 마음과 영혼을 보고, 나아가서 우주의 운행질서까지도 추론한다.)

⊙ 近取諸身 遠取諸物(근취저신 원취저물)
대우주를 알고 싶으면 내 몸을 관찰하고
내 몸을 알고 싶으면 대우주를 관찰하라.

⊙ 一微塵中含十方世界(일미진중함시방세계)
먼지처럼 작디작은 세포에서 일어나는 생명현상과 대우주에서 일어나는 생명현상은 같은 원리(전자기장의 음양조화 원리)로써 영위된다.

⊙ 色卽是空 空卽是色(색즉시공 공즉시색)
눈에 보이는 것[色]은 실체가 없고[空] 눈에 보이지 않는 것[空]은 실체가 있다[色].
(色은 입자, 空은 파동)
(色은 블랙홀, 空은 빅뱅)
(色은 陰(음), 空은 陽(양))

⊙ 우주의 뿌리는? 하늘과 땅
인간의 뿌리는? 아담(남자)과 이브(여)
하루의 뿌리는? 낮과 밤
모든 생명장生命場의 뿌리는? 전자기장

⊙ 마당을 쓸었습니다.
지구 한 모퉁이가 깨끗해졌습니다.
마음속에 시 하나 싹텄습니다.
지구 한 모퉁이가 밝아졌습니다. (나태주)

⊙ 天地與我同根(천지여아동근)
萬物與我一體(만물여아일체)
천지와 나는 한 뿌리이고
만물과 나는 한 몸이다.

⊙ 接化群生(접화군생)
인간뿐만이 아니라 우주만물[群生]과 교감하는 파트너십[接化]
(김지하)

⊙ 창세(태초)로부터 하느님의 보이지 아니하는 것들, 곧 그의 영원하신 능력과 신성(神性: divine nature)이 그 지으신 만물에 분명히 보여 알게 되나니, 그러므로 우리가 핑계치 못할지니라. (『성서』)

⊙ 天地之化卽吾心之發也(천지지화즉오심지발야) (이이)
천지의 생성과 변화[天地之化] 원리는 바로 내 마음의 발현[吾心之發]이다.
(인간은 천지의 생성과 변화과정의 산물이므로 인간의 정신발현도 그와 동일한 원리로부터 비롯된다. 인간의 몸뿐만 아니라 정신, 영혼까지도 천지조화의 원리, 즉 음양조화의 원리를 밑천으로 일생을 살다 간다.)

⊙ 花扉自開 春風來(화비자개 춘풍래)
꽃문이 스스로 열려야 봄바람이 불어온다.

⊙ 萬有佛性(만유불성) 모든 생명체는 다 부처이고
萬法是佛(만법시불) 모든 생명현상은 다 부처이다.

⊙ 모든 부처와 중생은 본래 다르지 않은데 산하와 나 사이에 어찌 차이가 있겠는가? (『벽암록』)

⊙ 시공時空을 관통하여 하나의 보물이 있는 바, 그것은 바로 우리들 몸 속에 있다. (『벽암록』)

(우주 생명의 근원적 힘이 바로 우리의 몸 속에 내재되어 있다는 뜻이다.)

- 우리의 몸이 없으면 인생은 없다.
  큰 삶을 원하는가?
  그대 몸을 떠나지 말라. (신심명)

- 道之眞以治身(도지진이치신)
도의 참됨은 그것으로써 몸을 다스리는 데 있다. (몸의 건강을 갉아먹는 수도법 · 수련법 · 종교 · 학문은 다 뻥이라는 뜻이다. 이 자본주의 세상에 내가 경제학 박사 · 경영학 박사 학위를 백 개나 따도 내 건강이 망쳐졌다면 헛고생이라는 뜻)

- 사람마다 본래면목인 일대광명, 즉 불성佛性을 지니고 있지만, 의식적으로 보려 하면 캄캄하게 아무것도 안 보인다. (『벽암록』)

- 인생의 본질은 육안肉眼으론 안 보여.
  심안心眼으로라야 보여! (『어린왕자』)

- 심안心眼으로 보면, 경락經絡과 영혼은 한통속이다. 즉, 경락이란 영혼의 길이다.

제9부
큰 병을 다스리는 비법

단잠을 이루면 큰 병도 낫는다

- 모든 생명체는 잠을 자면서 자가정비를 한다.
- 단잠을 푹 자면 그만큼 피로회복이 되는데, 그것은 단잠을 자는 동안 그만큼 자가정비가 되어서 피가 맑아졌다는 뜻이다.
- 단잠을 자려면 인체의 엔진인 6장 6부가 평안해야 한다. 어느 정도 평안해야 하느냐 하면 내 배가 있는지 없는지 모를 정도로 평안해야 단잠을 이룰 수 있다.
- 큰 병에 걸렸을 때 세상의 많은 치료법 중에서 나에게 가장 좋은 치료법은, 내 배가 있는지 없는지 모를 정도로 편하게 해주어 단잠을 푹 이루게 하는 치료법이다.
- 『혈액형체질 한의학』의 3박자 치료법(한약 · 침도 · 식이요법)을 실천하는 가운데 단잠이 맛있게 폭폭 쏟아지면 내 안의 천하명의 허준 선생께서 내 몸을 구석구석 치유하고 있다는 뜻이다. 그러므로 잠이 오는 대로 자는 것이 좋다.(그렇다고 영원히 자지는 말 것!)

큰 병을 다스리는 큰 원리

"큰 병은 큰 원리라야 통한다.
큰 병을 다스리려면 먼저 큰 원리(기본)로 돌아가라."
첫째,
- 세상의 뿌리는 陰陽(음양).
- 陰陽(음양); 天地之道(천지지도)
  　　　　　萬物之綱紀(만물지강기)
  　　　　　變化之父母(변화지부모)
  　　　　　生殺之本始(생살지본시)
  　　　　　神明之府(신명지부)
  　　　　　治病必求於本(치병필구어본) – 『황제내경』
- 생명의 뿌리는 陰陽調和(음양조화).

둘째,
- 모든 生命場(생명장)은 전자기장.
- 전자기장의 근본법칙은 음양조화의 법칙.
- 모든 생명장은 전자기장이므로, 몸의 전자기적 속성(음양적 속성; 체질; Constitution)을 논하지 않고서는 궁극적인 건강은 없다.

체질의학은 의학 중의 의학이다.

셋째,
- 체질의학의 객관적 기준으로, 현재까지는 '혈액형'이 최고다. 혈액형은 종교·남녀노소·동·서양인을 가리지 않는 객관적 기준이다.

넷째,
- 의학은 한마디로 농사다.
- 農者天下之大本也(농자천하지대본야).
- 농사란, 하늘과 땅 사이에 사람은 그저 살짝 끼어드는 것. 그게 제대로 짓는 농사! (이철수)

다섯째,
- 사람은 몸과 마음과 영혼!
- 사람을 통째로 감동시키려면 따뜻한 카리스마가 있는 인문학적 의학이 절실!

큰 병을 다스리는 비법 ①

※ 큰 병은 큰 방법이라야 듣는다. 큰 방법이란 기본으로 돌아가는 것!

- 하느님의 나라. 천국은 어디에?
  우리들 마음속에!
  깨달음의 나라, 불국토는 어디에?
  우리들 마음속에!
  좋다. 그렇다면 최고의 의사 허준 선생은 어디에?
  우리들 몸 속에!

(최고의 의사 허준 선생은 태초부터 우리들 몸 속에 숨어 있고 입력되어 있다. 어떤 이름으로? 생명력 · 면역력 · 자연치유력이라는 이름으로. 믿지 못하겠는가? 그렇다면 암탉이 알을 품어 병아리를 까서 키우는 모습을 관찰하고, 어미 개가 강아지를 낳아서 탯줄을 끊고 태반을 먹고 젖을 물려 키우는 모습을 응시해 보라. **암탉이나 어미 개는 의학교육을 한 번도 받은 적이 없건만**, 하늘이 생래적으로 선물해 준 허준 선생의 도움을 받아서 멋있게 새끼를 까고 낳고 기른다. 우리의 몸을 살리는 궁극적인 명의는 하느님처럼 우리들 속에 숨어 있다. 우리가 의학적 조치라는 이름으로 할 일의 정곡은,

우리들 속에 숨어 있는 허준 선생의 숨통을 틔워 주는 일이다. 그 숨통만 틔워 주면 나머지는 모두 우리들 속에 숨어 있는 허준 선생(자연치유력·면역력·생명력)이 알아서 처리해 준다. 이것이 바로 생명시스템의 요체요 생명현상의 비밀이다.

이 책, 『혈액형체질 한의학』의 삼박자 치료법(한약·침도·식이요법)은 바로 우리들 속에 숨어 있는 허준 선생의 숨길을 열어 주어 온몸을 치유하게 하는 것을 목표로 한다. 우리 몸 속에 깃든 허준 선생이 머리 끝에서 손발 끝까지 못 갈 곳은 없다. 온몸에 다 가므로 온몸이 다 좋아진다.)

※ 내가 시골에서 살다 보니 얼마 전(2008년 2월 10일) 벌건 대낮에 (TV에서) 호랑이 어미가 새끼 3마리 낳는 것을 목격했다. 어미 호랑이도 역시 어미 개처럼 의학교육을 한 번도 받은 적이 없건만 잘 낳고 잘 핥고 태반수습 잘해서 새끼들을 토실토실하게 잘 길렀다. 이게 뭘까? 아하! 저 호랑이에게도 천하 명의 허준 선생이 입력되어 있구나. 생래적으로!

큰 병을 다스리는 비법 ②

※ 큰 병은 큰 방법이라야 듣는다. 큰 방법이란 기본으로 돌아가는 것!

- 無爲而無不爲之道(무위이무불위지도) (『노자』)
  쓸데없이 집적거리지 않고[無爲而]
  모든 것을 다 온전하게 하는 길[無不爲之道]

- 農者天下之大本也(농자천하지대본야)
  농사짓는 원리는 천하의 근본 원리이다.
  (농사짓는 원리로써 세상의 일을 풀면 다 풀린다.)

- 의학은 한마디로 농사이다.
  우리의 몸과 마음과 영혼을 어떻게 농사지을거냐, 이것이 의학이다. (『성서의학』)
  (그런데, 농사짓는 원리에는 유기자연농법과 무기화학농법이 있듯이, 의학의 원리에도 유기자연의학과 무기화학의학이 있다.)

- 농사란, 하늘과 땅 사이에 사람은 그저 살짝 끼어드는 것. 그

게 제대로 짓는 농사! (이철수)

- 하늘의 길은 싸우지 않으면서 잘 이기고, 일일이 말하지 않으면서도 잘 응하고, 부르지 않아도 스스로 오고, 대범하면서도 세심하게 경영한다. 하늘의 법망(자연의 섭리)은 넓고 커서 성긴 듯하지만 어떠한 것이든 결코 빠뜨리지 않는다. (『노자』)

- 우주 삼라만상의 그 어떠한 것이든 빠져 나갈 수 없는 하늘의 법망(자연의 섭리)을 생각할 때, 그 정곡은 무엇일까? 〔"모든 생명장生命場은 전자기장"이라는 하늘의 법망(자연의 섭리)을 밑천삼아서 모든 생명체는 생명을 유지하고 있다.〕

큰 병을 다스리는 비법 ③

※ 큰 병은 큰 방법이라야 듣는다. 큰 방법이란 기본으로 돌아가는 것!

- 治大國若烹小鮮(치대국약팽소선) (『노자』)
  큰 나라를 다스리려면, 작은 생선을 굽듯이 하라.

(작은 생선을 구울 때, 이리 뒤적 저리 뒤적 자꾸 집적거리면 제대로 굽히지도 않고 형태도 다 일그러져 볼품없이 되고 만다. 그저 가만히 두었다가 때맞춰 뒤집기만 할 것이지, 온갖 휘황찬란한 잔재주를 부리면 부릴수록 망치게 되는 것이 작은 생선구이이다.

큰 나라를 잘 다스리는 비결도 따로 신기한 데 있는 것이 아니라, 쓸데없이 집적거리지 않고 기본만 잘 지키도록 두어 두는 것이다.)

- 治大病若烹小鮮(치대병약팽소선) (『성서의학』)
  큰 병을 다스리려면, 작은 생선을 굽듯이 하라.

- 도중도道中道는? 냅둬(Let it be.)!

큰 병을 다스리는 비법 ④

※ 큰 병은 큰 방법이라야 듣는다. 큰 방법이란 기본으로 돌아가는 것!
- 실전에 강하려면, 모름지기 원초적인 기본을 줄기차게 물고늘어져야 한다. 의학도 실전에 강한 의학이려면, 생존과 건강의 원초적인 기본을 물고늘어져야 한다. 그렇다면 생존과 건강의 원초적인 기본은 무엇인가? (생존과 건강의 원초적인 기본으로 돌아가면 큰 병이 다스려진다.)

1. 공기
2. 물
3. 밥상
4. 눈물 · 웃음
5. 운동 · 일(노동) · 남녀합궁 · 명상
6. 약 · 침 · 뜸 · 수술 · 마사지 · 지압 · 척추교정… 요가 · 단식…

(공기가 없으면 가장 빨리 죽고, 물이 없으면 그 다음으로 빨리 죽고, 밥상이 없으면 그 다음다음으로 빨리 죽고, 눈물과 웃음이 없으면 그 다음다음다음으로 빨리 죽어 줘야 하는 것이 인간세人間世이다. 생존과 건강의 원초적 기본과, 큰 병을 다스리는 원초적 기본

이 이러하다. 어딘가 따로 신기한 비밀이 있는 게 아니다.)

- 천하의 큰 죄악과 대재앙은 모두 담박한 생활을 외면한 데서 생긴다. (이덕무)

- 모든 것을 적당하게 하고 질서대로 하라. (『성서』)

- 道無橫徑(도무횡경): 도에는 샛길(지름길)이 없다. (『벽암록』)

큰 병을 다스리는 비법 ⑤

⊙ 큰 병과 난치병을 잘 다스리려면 다음 사항을 명심할 것!
- 혈액형에 맞추어 아침과 점심, 저녁을 배부르지 않게, 위장의 70~80% 정도만 먹는다.
- 혈액형 A형과 B형은 식사 때 물기 있는 반찬과 국은 건더기 위주로 먹는다(식사 때 수분섭취를 안 할수록 좋다).
- 급하게 먹지 말고 충분히 씹어 삼킨다.
- 수분공급과 과일섭취는 식후 한두 시간 지나서 한다.
- 소화력이 약한 자나 고도 비만을 해결하려는 자는 저녁을 단식하고 혈액형에 맞추어 수분공급만 적당히 하는 것이 좋다(다른 질병으로 고생하는 경우에도 저녁단식처방은 탁월한 효과를 낸다. 저녁단식처방을 21회만 실천해 보라. 그래도 눈에 띄는 효험을 보지 못한다면 그대는 인간이 아니다. 인간이기를 포기하라. 이 처방은 죽어도 편하게 죽는 처방이다. 즉 모든 병에 확실히 듣는 확실한 처방이라는 뜻이다. 그리고 인간이 하는 모든 일에 21번을 되풀이해서 안 되는 일이 없다. 깡통 찬 거지도 21번을 대통령 출마하면 결국엔 되고 만다. 비만? 그까짓 비만도 21번 저녁 단식을 하고 나면 이뻐지

기 시작하는 것이 인간세다. 저녁 단식을 실천하려고 저녁 분량을 아침과 점심 때 나눠서 보태 먹으려고 꿈을 꾸는 사람들이 있는데 그러면 뻥이고 꽝이다. 저녁 단식 효과를 제대로 보려면 아침과 저녁의 식사량도 좀 줄여야만 한다. 도전하라. 우리 몸은 결코 배신하지 않는다. 강아지들처럼! 난치병과 큰 병·고질병일수록 저녁단식처방에 도전하라. 저녁을 온전히, 깨끗이 단식하고 내 몸을 '텅 빈 충만'으로 만들어 밤의 신비 속으로 좋은 책·영화·명상과 함께 여행해 보라. 21일 간 실천하여 난치병의 희망이 보이지 않는다면 저녁단식처방을 내린 내가 사기꾼인 것이 아니라 그대가, 바로 그대가 더 이상 인간이 아니다. 귀신이다. 그래도 실망 말라. 귀신 잡는(귀신 같은) 처방도 다 단계별로 개발되어 있으니까!).

- 아침과 저녁은 일찍 먹을수록 건강에 좋다.

◉ 큰 병과 난치병 처방 중 저녁단식처방이 왜 중요한가?

해가 지고 밤이 되면 세상만물이 휴식을 하는 것이 자연의 섭리다. 인체의 엔진인 6장 6부도 밤이 되면 휴식을 취하고 싶어한다. 저녁 단식을 하면 6장 6부가 휴식을 푹 취할 수 있다.

그런데 저녁을 잔뜩 먹고 노곤하게 잠을 자면 팔다리는 쉬더라도 인체의 엔진인 6장 6부는 음식을 소화시키느라 밤새 중노동에 시달려야 한다. 하루 중 한 순간도 제대로 쉬지 못하는 인체의 엔진인 6장 6부를 과로시키면 노화가 촉진되고 명줄이 짧아지며 체지방이 축적되어 비만이 되고 갖가지 난치병과 큰 병에 잘 걸린다.

저녁을 단식하면 인체의 엔진인 6장 6부가 단순히 휴식만 취하는 것이 아니라 인체의 자가정비시스템이 본격 가동되어(내 안의 천하명의 허준 선생이 살아 움직여) 온몸 구석구석을 다 정비하여 염증과 종기를 삭히고 체지방을 분해하며 기혈을 맑히고 세포를 재생시켜 큰 병과 난치병에 탁효를 낸다.

비만도 난치병이다. 저녁 단식을 하면 온몸이 튼튼해지면서 비만이 해결된다.

큰 병을 다스리는 비법 ⑥

◉ 기도만 제대로 잘 드려도 큰 병이 물러날 수 있다.

> **기도**
>
> 기도란
> 스스로 자기를 비우는 것.
> 붓다만큼 비우면 붓다가 깃들고
> 예수만큼 비우면 예수가 깃들고
> 민들레만큼 비우면 민들레가 깃들고
> 사주팔자만큼 비우면 사주팔자가 깃들고
> 바다만큼 비우면 해량海量이 깃든다.
> 기도란
> 결국 자기를 비워서 얻는
> 숨통.

◉ 스스로 자기를 비우는 '기도'를 드리고,
자기 자신에게 깃든 큰 병의 사연과 인연을 '해량海量' 하면, 인생은 더 이상 고해苦海가 아니라 법해法海가 된다.

- 큰 병과 싸우면, 인생은 고통의 바다인 苦海.
  큰 병을 해량하면, 인생은 법의 바다인 法海.
- 비나이다 비나이다.
  비우나이다 비우나이다.

큰 병을 다스리는 비법 ⑦

※ 큰 병은 큰 방법이라야 듣는다. 큰 방법이란 기본으로 돌아가는 것!

불교철학과 문학의 최고봉인 『벽암록』은 다음의 복음을 전한다.

"시공을 관통하여 하나의 보물이 있는 바,

그것은 바로 우리들 몸 속에 내재되어 있다."

우주 생명의 근원적 힘이 우리의 몸 속에 내재되어 있다는 뜻이다.

이 복음을 밑천삼아 우리의 몸을 믿자.

잘나나 못나나 우리의 인생을 그래도 여태껏 지탱해 온 몸이다. 어려울 때일수록 믿을 것은 마지막까지 우리 몸이어야 한다. 우리의 몸이 그래도 우리네 인생을 가장 잘 알아주는 친구다. 처자식을, 남편과 아들을, 부모님을, 친구를, 동료를 챙기는 데 몸을 가장 큰 밑천삼아 다 해왔다.

우리의 몸이 바로 인생이다.

그런데 그 꼴난 백혈병과 암에 걸렸다고 해서 혼비백산하여, 암 병동의 반생명적인 시스템에 몸을 내맡기든지 아니면 삶의 기본을 얘기하지 않는 온갖 신기해 보이는 처방에만 몸을 내맡기면 우리의 몸은 정녕 섭섭해 한다.

"그까짓 백혈병과 암에 몸을 말아먹다니!
본격적인 인생은 아직 시작도 아니했는데!"

살다 보면 알고도 모르는 척해야 할 사연들이 많다. 암이나 백혈병의 선고를 받았을 때도 알고도 모르는 척하고 우리의 몸에 그대로 맡기는 것이 최선책이 될 수도 있다.

"그저 내 몸의 체질(전자기적 속성)을 파악하여 내 몸과 조화를 이룰 수 있는 양식만 기본적으로 공급한다. 그래서 뱃속이 편해져 똥오줌이 순조로워지고 단잠을 이룰 수 있으면 된다. 그리하면 내 몸에 암덩어리가 있어도 그만, 내 피가 백혈병이라도 그만, 나는 알고도 모르는 척이다."

정말이지, 이것이 백혈병과 암을 다스리는 비결이다. **제아무리 백혈병과 암이라 하더라도, 뱃속이 편해지는 식사법을 배워서 똥오줌을 제대로 만들어 내고 깜깜한 어둠 속에서 단잠을 이루면 감동하게 마련이다.** 백혈병과 암이 감동하면 스스로 물러나는 것이 또한 생명의 이치다.

(『된장, 김치, 알곡밥 – 백혈병과 암을 고치는 우리 음식』)

큰 병을 다스리는 비법 ⑧

※ 큰 병은 큰 방법이라야 듣는다. 큰 방법이란 기본으로 돌아가는 것!

- 육체가 영혼을 가졌는가?

　아니다. 영혼이 육체를 가진 것이다.

　영혼은 육체가 제 할 일을 다했음을 알고서는

　아주 엄격하게 육체라는 옷을 벗어 버린다.

　　　　　　　　　　　　　　　　　　　(루시엔 프라이스)

　(내 등이 어디 어떻게 가려운지 내 자신이 가장 정확히 알고, 내 배가 어디 어떻게 아픈지 내 자신이 가장 잘 알듯이, 내 육체의 명줄이 어디쯤 왔는지 내 자신이 가장 정확히 잘 알 수 있다. 내 영혼이 내 육체를 버거워 한다면 미련 없이 놔 버릴 일이다.

　세상의 그 좋다는 치료법을 다 동원해 봐도 끄떡않는 큰 병이라면 방법은 단 하나!

　졸저 『성서의학』의 '죽음이라는 탄생'을 보라.)

- 살려면 죽고 죽으려면 살 수도 있는 것이 인생이다.

• 인생이란 무엇인가?

죽음이라는 문을 통하여 또 다른 세계로 가는 서막일 뿐이나. (리스트)

• 명줄이란 무엇인가?

하늘이 명하기를, 너는 인간세人間世에 가서 평생에 걸쳐 쌀 백 가마, 고기 백 근, 채소 한 트럭, 과일 한 트럭, 물 한 트럭, 술 한 트럭, 웃음과 눈물 한 트럭 먹고 오너라. 이것이 명줄이다. (그런데, 이 먹을 것들을 60년 걸려 먹든 100년 걸려 먹든, 그것은 우리들이 알아서 할 일이다. 진짜 명줄은 바로 이것이다.)

• 암癌이란 무엇인가?

몸과 마음과 영혼의 세 입으로 분별없이 산山만큼이나 많이 자꾸만 먹어서 초래되는 병이다.

큰 병을 다스리는 비법 ⑨

※ 스스로 포기하지만 않으면 길이 분명히 있습니다.

⊙ 때를 만나지 못하여 세상에서 처신하기가 매우 난처할 때는 기본의 자리로 되돌아가 뿌리를 깊이 내리고 어려움을 잘 견디어 내는 일이 몸을 보전할 수 있는 길이다. (『장자』)
(일단 몸을 보전하고 때를 기다리면 인생의 기회는 다시 온다.)

⊙ 선 줄로 생각하는 자는 넘어질까 조심하라. 사람이 감당할 만한 시험만 임하나니 오직 하나님은 미쁘사 너희가 감당치 못할 시험당함을 허락지 아니하시고 시험당할 즈음에 또한 피할 길을 내사 너희로 능히 감당하게 하시느니라. (『성서』, 고린도전서 10:12-13)

⊙ 하늘이 장차 어떤 사람에게 큰일을 맡기려 할 때 반드시 먼저 그의 심지를 괴롭히고 근골을 수고롭게 하고 육체를 굶주리게 하고 홀딱 망하게 하여 하는 일마다 어긋나게 만드는데, 그것은 인내심을 기르게 하여 큰일을 감당할 수 있도록 하기 위해서이다. (『맹자』)

⊙ 어떠한 형편에든지 내가 자족하기를 배웠노니 내가 비천에 처할 줄도 알고 풍부에 처할 줄도 알아 모든 일에 배부르며 배고픔과 풍부와 궁핍에도 일체의 비결을 배웠노라. 내게 능력 주시는 자 안에서 내가 모든 것을 할 수 있느니라. (『성서』, 빌립보서 4:11-13)

큰 병을 다스리는 비법 ⑩

곽탁타라는 인물이 있었다. 나무를 심어 잘 가꾸는 것으로 경지에 오른 사람이었다. 경지에 오른 비결을 들어 보자.

"나라고 해서 나무를 오래 살게 한다거나 뻗어 가게 할 수 있는 것은 아니다. 다만 나무의 천성을 따라 그 본성을 발휘하게 할 뿐이다. 원래 나무의 성질은, 그 뿌리는 펴고자 하고, 비료는 고르게 받고자 하며, 흙은 본디의 것을 원하고, 다져짐은 단단함을 원하는 것이니, 이미 그렇게 되어 있으면 흔들지도 말며, 걱정도 말며, 내버려두어 돌아보지 말아야 하는 것이다. 그것을 심을 때는 자식처럼 여기고 그것을 두는 것은 버리 듯하면 그 천성이 완전하여 그 본성을 얻을 것이다.

그러므로 나는 그 자라남을 해치지 않을 뿐이요, 크고 성하게 할 수는 없는 것이며, 그 열매를 억누르지 않을 뿐이요 일찍 맺거나 번식하게 할 수는 없는 것이다. 그런데 다른 사람들은 그렇지 않아서, 뿌리를 꾸부리고 흙을 바꾸며, 비료는 지나치거나 모자라게 한다. 아니면 사랑하기를 너무 심하게 하고 걱정하기를 너무 부지런히 하여, 아침에 보고 저녁에 어루만지며, 버려두었다가도 또다시 돌아

본다.

그러나 그뿐인가? 좀 심한 사람은 그 껍질을 손톱으로 집어서 살았나 죽었나를 시험해 보고 그 뿌리를 흔들어 보아 단단한가 아닌가를 살펴보는 것이 사랑한다 하지마는 실은 해치는 것이요, 걱정한다 하지마는 실은 죽이는 것이다.

그러므로 그들은 나처럼 하지 않을 뿐이지 내게 무슨 별다른 능력이 있겠는가?"

역시 무위이무불위無爲而無不爲의 경지다. 집적거림 없이 다 온전히 하는 경지! 기르고, 키우고, 살리는 데 있어서 "쓸데없이 집적거리지 않음"보다 더 큰 덕목이 있을까?

제10부

백년산삼효험 혈액형체질 침도의 완결

농사와 한의학 패러다임의 정곡

- 음양陰陽
- 팔강八綱: 음양陰陽 · 표리表裏 · 한열寒熱 · 허실虛實
- 육음六淫: 풍風 · 한寒 · 서暑 · 습濕 · 조燥 · 화(열)火(熱)
- 육기六氣와 오행五行의 연관성: 태음 습太陰濕; 토土
  소음 서少陰暑; 군화君火
  궐음 풍厥陰風; 목木
  소양 화少陽火; 상화相火
  태양 한太陽寒; 수水
  양명 조陽明燥; 금金
- 오행五行: 목木 · 화火 · 토土 · 금金 · 수水
- 오운五運: 오행五行의 기운
- 農者天下之大本也(농자천하지대본야)
  농사짓는 원리로 세상의 모든 문제를 풀면 안 풀리는 문제가 없다는 뜻. (농사짓는 원리가 세상의 큰 본!)

• 농사의 결정적 조건
1. 하늘과 땅: 하늘(陽: 양) · 땅(陰: 음)

2. 하늘과 땅 사이의 기운: 한寒 = 수水

    열熱 = 화火

    조燥 = 금金

    습濕 = 토土

- 농사의 결정적 조건으로 생성된 **농사의 결정적 결과물**: 목木; 단순한 나무 목이 아니라, 천지 농사의 결정품을 상징 (동식물 모두 포함)

◉ 한寒 열熱 조燥 습濕의 체질적 심층 구조

- 한寒: - 한조寒燥
        - 한습寒濕
- 열熱: - 열조熱燥
        - 열습熱濕
- 조燥: - 조한燥寒
        - 조열燥熱
- 습濕: - 습한濕寒
        - 습열濕熱

A형 혈액형체질 鍼道(침도)의 완결

I. 기본

- 濕强燥弱(습강조약): 土强金弱(토강금약)체질
- 치법: 瀉濕補燥(사습보조); 瀉土補金(사토보금)
- 취경 · 취혈 원리: 太陰濕土(태음습토) · 陽明燥金(양명조금)
- 취혈: 瀉(사); 태백 · 태연 補(보); 상양 · 여태
- 가미: ① 瀉(사); 관원 · 중완 · 전중(거궐) · 태양
  ② 경락 변증을 통한 瀉土補金(사토보금) 원리로 취혈

II. 응용

- 濕(습) 濕寒(습한)
  濕熱(습열)

- 燥(조) 燥寒(조한)
  燥熱(조열)

1. 濕寒强 · 燥熱弱(습한강 · 조열약) 체질

- 치법: 瀉濕寒 · 補燥熱(사습한 · 보조열)
  瀉土水 · 補金火(사토수 · 보금화)
- 취경 · 취혈 원리: ① 太陰濕土(태음습토) · 陽明燥金(양명조금)

② 太陽寒水(태양한수)·少陰君火(소음군화)
- 취혈: 瀉(사); 태백·음릉천 / 통곡(代 액문)
  태연·척택
  補(보); 상양(代 합곡)·양계 / 소부(代 노궁)
  여태(代 충양)·해계
- 가미: ① 瀉(사); 관원·중완·전중(거궐)·태양
  ② 경락 변증을 통한 瀉土水(사토수) 원리로 취혈

2. 濕熱强·燥寒弱(습열강·조한약) 체질
- 치법: 瀉濕熱·補燥寒(사습열·보조한)
  瀉土火·補金水(사토화·보금수)
- 취경·취혈 원리: ① 太陰濕土(태음습토)·陽明燥金(양명조금)
  ② 少陰君火(소음군화)·太陽寒水(태양한수)
- 취혈: 瀉(사); 태백·대도 / 소부(代 노궁)
  태연·어제
  補(보); 상양(代 합곡)·이간 / 통곡(代 액문)
  여태(代 충양)·내정
- 가미: ① 瀉(사); 관원·중완·전중(거궐)·태양
  ② 경락 변증을 통한 瀉土火(사토화) 원리로 취혈

B형 혈액형체질 鍼道(침도)의 완결

Ⅰ. 기본

- 寒强熱弱(한강열약): 水强火弱(수강화약)체질
- 치법: 瀉寒補熱(사한보열); 瀉水補火(사수보화)
- 취경·취혈 원리: 太陽寒水(태양한수)·少陰君火(소음군화)
- 취혈: 瀉(사); 통곡·전곡 補(보); 소부·연곡
- 가미: ① 瀉(사); 관원·중완·전중(거궐)·태양
    ② 경락 변증을 통한 瀉水補火(사수보화) 원리로 취혈

Ⅱ. 응용

- 寒(한) 寒濕(한습)
  寒燥(한조)
- 熱(열) 熱濕(열습)
  熱燥(열조)

1. 寒濕强·熱燥弱(한습강·열조약) 체질

- 치법: 瀉寒濕·補熱燥(사한습·보열조)
    瀉水土·補火金(사수토·보화금)
- 취경·취혈 원리: ① 太陽寒水(태양한수)·少陰君火(소음군화)

② 太陰濕土(태음습토) · 陽明燥金(양명조금)
- 취혈: 瀉(사); 통곡 · 위중 / 태백
           전곡 · 소해
           補(보); 소부 · 영도 / 상양(代 합곡)
           연곡 · 부류
- 가미: ① 瀉(사); 관원 · 중완 · 전중(거궐) · 태양
        ② 경락 변증을 통한 瀉水土(사수토) 원리로 취혈

2. 寒燥强 · 熱濕弱(한조강 · 열습약) 체질

- 치법: 瀉寒燥 · 補熱濕(사한조 · 보열습)
        瀉水金 · 補火土(사수금 · 보화토)
- 취경 · 취혈 원리: ① 太陽寒水(태양한수) · 少陰君火(소음군화)
                    ② 陽明燥金(양명조금) · 太陰濕土(태음습토)
- 취혈: 瀉(사); 통곡 · 지음(代 경골) / 상양(代 합곡)
           전곡 · 소택(代 완골)
           補(보); 소부 · 신문 / 태백
           연곡 · 태계
- 가미: ① 瀉(사); 관원 · 중완 · 전중(거궐) · 태양
        ② 경락 변증을 통한 瀉水金(사수금) 원리로 취혈

AB형 혈액형체질 鍼道(침도)의 완결

Ⅰ. 기본

- 燥强濕弱(조강습약): 金强土弱(금강토약)체질
- 치법: 瀉燥補濕(사조보습); 瀉金補土(사금보토)
- 취경·취혈 원리: 陽明燥金(양명조금)·太陰濕土(태음습토)
- 취혈: 瀉(사); 상양·여태 補(보); 태백·태연
- 가미: ① 瀉(사); 관원·중완·전중(거궐)·태양
  ② 경락 변증을 통한 瀉金補土(사금보토) 원리로 취혈

Ⅱ. 응용

- 燥(조) 燥寒(조한)
  燥熱(조열)

- 濕(습) 濕寒(습한)
  濕熱(습열)

1. 燥寒强·濕熱弱(조한강·습열약) 체질

- 치법: 瀉燥寒·補濕熱(사조한·보습열)
  瀉金水·補土火(사금수·보토화)
- 취경·취혈 원리: ① 陽明燥金(양명조금)·太陰濕土(태음습토)

　　　　　　　② 太陽寒水(태양한수) · 少陰君火(소음군화)
- 취혈: 瀉(사); 상양(代 합곡) · 이간 / 통곡(代 액문)
　　　　　　여태(代 충양) · 내정
　　　　　　補(보); 태백 · 대도 / 소부(代 노궁)
　　　　　　태연 · 어제
- 가미: ① 瀉(사); 관원 · 중완 · 전중(거궐) · 태양
　　　　② 경락 변증을 통한 瀉金水(사금수) 원리로 취혈

2. 燥熱强 · 濕寒弱(조열강 · 습한약) 체질

- 치법: 瀉燥熱 · 補濕寒(사조열 · 보습한)
　　　　瀉金火 · 補土水(사금화 · 보토수)
- 취경 · 취혈 원리: ① 陽明燥金(양명조금) · 太陰濕土(태음습토)
　　　　　　　　　② 少陰君火(소음군화) · 太陽寒水(태양한수)
- 취혈: 瀉(사); 상양(代 합곡) · 양계 / 소부(代 노궁)
　　　　　　여태(代 충양) · 해계
　　　　　　補(보); 태백 · 음릉천 / 통곡(代 액문)
　　　　　　태연 · 척택
- 가미: ① 瀉(사); 관원 · 중완 · 전중(거궐) · 태양
　　　　② 경락 변증을 통한 瀉金火(사금화) 원리로 취혈

O형 혈액형체질 鍼道(침도)의 완결

Ⅰ. 기본

- 熱强寒弱(열강한약): 火强水弱(화강수약)체질
- 치법: 瀉熱補寒(사열보한); 瀉火補水(사화보수)
- 취경 · 취혈 원리: 少陰君火(소음군화) · 太陽寒水(태양한수)
- 취혈: 瀉(사); 소부 · 연곡 補(보); 통곡 · 전곡
- 가미: ① 瀉(사); 관원 · 중완 · 전중(거궐) · 태양
  ② 경락 변증을 통한 瀉火補水(사화보수) 원리로 취혈

Ⅱ. 응용

- 熱(열) 熱濕(열습)
  熱燥(열조)

- 寒(한) 寒濕(한습)
  寒燥(한조)

1. 熱濕强 · 寒燥弱(열습강 · 한조약) 체질
- 치법: 瀉熱濕 · 補寒燥(사열습 · 보한조)
  瀉火土 · 補水金(사화토 · 보수금)
- 취경 · 취혈 원리: ① 少陰君火(소음군화) · 太陽寒水(태양한수)

② 太陰濕土(태음습토) · 陽明燥金(양명조금)
- 취혈: 瀉(사); 소부 · 신문 / 태백
　　　　　　 연곡 · 태계
　　　　　　 補(보); 통곡 · 지음(代 경골) / 상양(代 합곡)
　　　　　　 전곡 · 소택(代 완골)
- 가미: ① 瀉(사); 관원 · 중완 · 전중(거궐) · 태양
　　　　② 경락 변증을 통한 瀉火土(사화토) 원리로 취혈

2. 熱燥强 · 寒濕弱(열조강 · 한습약) 체질

- 치법: 瀉熱燥 · 補寒濕(사열조 · 보한습)
　　　　瀉火金 · 補水土(사화금 · 보수토)
- 취경 · 취혈 원리: ① 少陰君火(소음군화) · 太陽寒水(태양한수)
　　　　　　　　　② 陽明燥金(양명조금) · 太陰濕土(태음습토)
- 취혈: 瀉(사); 소부 · 영도 / 상양(代 합곡)
　　　　　　 연곡 · 부류
　　　　　　 補(보); 통곡 · 위중 / 태백
　　　　　　 전곡 · 소해
- 가미: ① 瀉(사); 관원 · 중완 · 전중(거궐) · 태양
　　　　② 경락 변증을 통한 瀉火金(사화금) 원리로 취혈

혈액형체질 한의학 교실 설문지

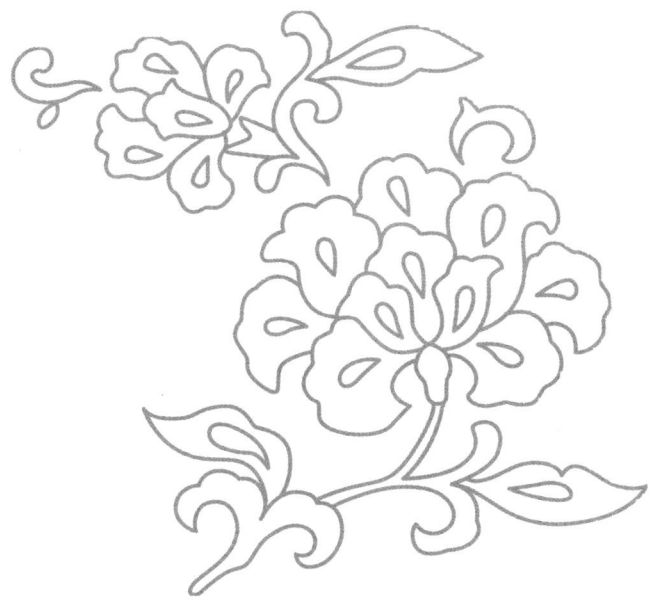

혈액형체질 한의학 교실 설문지

- 성명 (   ) · 혈액형 (   ) · 전화 (   )
- 주소 (   )

1. 병을 치료하는 것은 오케스트라를 지휘하는 것과 같다.
   (예 · 아니오)

2. 의학은 한마디로 농사다. (예 · 아니오)

3. 의사는 아픈 사람의 몸을 연주하는 연주자(예술가)이다.
   (예 · 아니오)

4. '미쳐야 미친다(不狂不及 불광불급)' 라는 말이 있다.
   - 한약에 미쳐 봤는가? (예 · 아니오)
   - 침鍼에 미쳐 봤는가? (예 · 아니오)
   - 뜸에 미쳐 봤는가? (예 · 아니오)
   - 식이요법에 미쳐 봤는가? (예 · 아니오)
   - 추나요법이나 수기手氣요법에 미쳐 봤는가? (예 · 아니오)
   - 체질의학(사상체질론 · 팔상체질론 · 혈액형체질론 · 음양체질론 등)에 미쳐 봤는가? (예 · 아니오)

5. '진리(道·도)는 우리를 자유케 한다'라는 말이 있다. '한의학적 진리[道]'로써 임상실전 진검승부를 하는 동안 득도得道 좀 하였는지? 한의학을 통하여 자유와 행복을 만끽하는지?
(예·아니오)

6. • 한의학, 목숨 걸고 할 만한가? (예·아니오)
   • 한의학, 대代를 이어 할 만한가? (예·아니오)
   • 한의학, 다시 태어나도 할 것인가? (예·아니오)

7. 실전에 강한 의학이라야 궁극적으로 우리를 자유케 한다. 실전임상을 통해서 경험·터득한 '한의학의 장·단점'을 정리한다면?
   • 장점 (   )
   • 단점 (   )

8. '하늘나라'는 알고 보면 우리들 마음속에 있다고 한다. '해탈'도 알고 보면 우리들 마음속에 있다고 한다. 그렇다면 천하명의 허준 선생은 이 시대 어디에 있을까?
(일류대학병원·한방병원·이름난 한의원·내 몸 안)

9. "의학이 과학이려면 그 실험과 임상실전에서 '결과의 재현성'이 보장되어야 한다. 그러기 위해서는 '객관적 기준(조건의 동일성)'이 전제되어야 한다"라는 말이 있다. '의학의 객관적 기

준(조건의 동일성)'으로서 가장 타당한 것을 다음 중에서 고른다면?
(남녀 / 노소 / 동양인과 서양인 / 사상체질론 / 팔상체질론 / 혈액형 / 황인종·흑인종·백인종 / 빈부 / 불교인과 기독교인)

10. 식물이든 동물이든 모든 생명장은 한마디로 전자기장이다. 전자기장의 여러 법칙 중 가장 근본(핵심)적인 법칙은?
    - "같은 극끼리는 서로 (   )하고,
      다른 극끼리는 서로 (   )하는 법칙!"
    - "아담은 (   )를 좋아하고, 피스톤은 (   )을 좋아하며, 볼트는 (   )를 좋아하고, 낮은 (   )을 좋아하는 법칙!"

11. "전자기장의 근본(핵심)적인 법칙은 작게는 전자와 세포, 크게는 대우주에까지 적용된다"라는 말에 비추어 다음을 해석하라.
    "一微塵中含十方世界(일미진중함시방세계)"
    (   )

12. 한 방울의 '혈액' 속에 온몸의 정보가 담겨 있다. '혈액형' 속에도 온몸의 정보가 담겨 있어 그 활용 가치가 높다. '혈액'과 '혈액형' 속에 담긴 온몸의 정보 중 그 정곡essence은?
    (   )

13. "인체는 생화학작용(농사)이 일어나는 물리장(음양장·전자기장)이다." 이 말에 비추어 '近取諸身 遠取諸物(근취저신 원취저물)' 과 '農者天下之大本也(농자천하지대본야)' 를 (한)의학의 안목과 연관지어 보라.
    (   )

14. 陰陽(음양); 天地之道(천지지도)·萬物之綱紀(만물지강기)·변화지부모(變化之父母)·生殺之本始(생살지본시)·神明之府(신명지부)·治病必求於本(치병필구어본)을 골수에 사무치게 해석하라.
    (   )

15. 인체의 엔진(6장 6부)을 움직이는 원동력은?
    (   )

16. 경락에너지 순환의 원동력은? (   )

참고 서적

1. 박기수, 『성서의학』, 새로운사람들, 2002.
2. 박기수, 『된장, 김치, 알곡밥』, 새로운사람들, 2003.
3. 박기수, 『유쾌한 운명론』, 새로운사람들, 2005.
4. 박기수, 『혈액형체질 식이요법 보감』, 보문각, 2006.
5. 박기수, 『혈액형체질 한약학·약선학』, 보문각, 2006.
6. 안영기, 『경혈학 총서』, 성보사, 1986.
7. 최무환, 『동씨침구학』, 일중사, 2005.
8. 주석원, 『8체질 의학의 원리』, 통나무, 2007.
9. 김완희, 『한의학 원론』, 전통의학연구소, 1993.